JN033929

小椋宗一郎
Ogura Soichiro

ドイツ生命倫理における
妊娠中絶、生殖医療と
出生前診断

生命を
めぐる
葛藤

生活書院

はじめに

　本書の目的は、第一に、妊娠中絶や出生前診断、生殖医療などにおける相談（カウンセリング）の重要性を読者に理解して頂くことである。

　2019年3月、日本産科婦人科学会は、いわゆる「新型出生前診断」を実施できる施設の要件を緩和する新指針案を公表した[1]。これまで認定遺伝カウンセラーや小児科医の関与などを条件としてきたが、そうした態勢を用意できない一般の産婦人科医院などでも検査できるようにする意図がある。この背景には、学会による認定を得ないまま、十分なカウンセリングもなく、美容整形外科などで「新型出生前診断」が提供されるケースが増えてきたことがある（第7章第1節参照）。必要性が叫ばれながらもカウンセリング体制の整備が進まず、それを省いて出生前診断を提供しようとする者が現れた原因は、法的規制がないことのほか、なぜそれが必要なのか、それがどのようなものなのかに関する理解が乏しいことにあるだろう。ましてや妊娠中絶一般に関しては、行政からの掛け声はあっても実効的な仕組みや実践的な取り組みはほとんどない（第3章）。他方、技術を用いて子どもを作ろうとすること、すなわち生殖医療の問題に目を向けてみると、当事者の心理的負担は非常に大きいにもかかわらず、医療者が不妊の悩みそのものに向き合おうとする姿勢はみられない（第6章）。このことが、代理出産などの第三者が関わる生殖補助医療へと人々を駆り立てる原因になっているのではないかと筆者は考える（第5章）。本書では、「妊娠葛藤相談」が法制度として整備され、社会に深く根付いているドイツの現状、制度とその経緯を述べ、日本と比較することにより、日本における望ましい在り方を模索することを試みている。

1　毎日新聞「新型出生前診断　大幅緩和」、2019年3月3日

第二の目的は、人間の生命の誕生をめぐる「葛藤」の問題を、倫理学的に考察することである。「妊娠中絶は合法か、違法か？」——ヨーロッパで古くから争われてきたこの問題に、現代ドイツが出したとりあえずの答えは、次のようなものであった。医学的理由（適応）などの正当化事由がない場合であっても、中絶処置の3日前までに「妊娠葛藤相談」を受けたならば、妊娠14週までの中絶は処罰できない。

　「処罰できない」とは、個々の場合の中絶が合法であるか違法であるかに関する国家（法廷）の判断を差し控えることを意味する。ただしその条件として、国に認可された相談所で、専門のカウンセラーに面談しなければならない。その妊娠葛藤相談において、カウンセラーと当事者は、基本的に胎児の生命を尊重するために努力するとされる。ただし相談は、「結果に対して開かれた」、つまり結論を押しつけない自由な対話でなければならない。

　この法律を支える論理は、法学的にも倫理学的にも極めて分かりにくい。刑法の観点から見ると、一般に禁止されていても例外的に正当化できる十分な理由（違法性阻却事由）のある行為は処罰されず、妊娠中絶の場合もこの理屈に当てはまると言うのならば分かりやすい。しかし自由な対話としての妊娠葛藤相談は、妊娠中絶に正当な理由があるかどうかを調べるものではない。相談を受けるという条件だけを置いて、理由を追及しないことをドイツの法律は認めたのである。胎児の生命尊重を重視する立場からみれば、潜在的に違法な中絶を野放しにし、生まれる前の命の虐殺を黙認する悪法である。他方、中絶に対する女性の権利を擁護する論者であれば、産むか産まないかを選択する権利を、「相談」というソフトな形であれ侵害しようとする国家の企みを示すものとも取れる。現在に至るまでこうし

た論争に決着はついておらず、妥協の産物である感は否めない。ところが妊娠葛藤の論理は、妊娠中絶の問題にとどまらず、出生前診断、着床前診断など、少しずつ焦点を変えながら続く論争に、議論の基盤を与えている。

　倫理学的にも難しい問題がある。ある行為は道徳的に正しいか不正であるかのどちらかであり、可能な限り明晰に区別すべきだと考える合理主義者には、これはなんとも理解しがたい規定であろう。「望まない妊娠」においては、胎児の「生きる権利」と女性の権利が衝突する。中絶を認めるならば胎児の権利は否定され、出産を強制すれば女性の権利が侵害されるのだから、これらの権利を両立させることは不可能である。じっさいドイツの議会と裁判所は、このことを率直に認めたうえで、上述の法制度を提示したのである。その推論過程は、形式論理的思考を超えてはいるものの、弁証法的には理解可能であると私は考えている。それは第一に、胎児の道徳的地位の問題に関して、独立した存在者でありかつ妊娠した女性に全く依存した存在であるという理解を基礎としている。胎児と女性は別々の存在であり、かつ一体であるということが、「一人のなかの二人（Zweiheit in Einheit）」という言葉で表される。第二に、相談を受けた後の中絶を「処罰しない」ということに関しては、一定の場合に合法か非合法かの判断を差し控える根拠として、自由な対話であるところの「相談（Beratung）」に倫理的な意義を認めているという点が重要である。一定の行為が道徳的に善か悪かを判断するための理論を「倫理学」と呼ぶとすれば、これらの議論はそのカテゴリーから外れるかもしれない。しかしヘーゲルが言うように[2]、「倫理」とは人々の現実の生活において通用している諸規範の体系であると捉えるならば、行為の善悪の評価を差し控えるための根拠に関

する議論や、「対話」の社会的意義に関する考察も、「倫理」に関する学問の対象となる。

　さて本書は、第一部において、ドイツにおける妊娠中絶に関する法規制の歴史と現行制度の理論的基礎について考察し（第1章）、そこでの論争のカギとなっている妊娠葛藤相談の実相に迫り（第2章）、日本の社会制度への示唆を得ようとする（第3章）。第1章は主にドイツ法に関する難解な議論なので、ドイツの妊娠葛藤相談について知りたい方は第2章へ、日本における「望まない妊娠」に関する相談体制に興味を持たれる方は第3章へと進んでいただくのがよいと思われる。さらに第4章では、世界における妊娠中絶の現状と論争を取り上げ、そこでもカウンセリングが大きな役割を果たしていることを確認する。

　第2部では、第5章で代理出産、第6章で不妊に関するカウンセリング、第7章で出生前診断（特にいわゆる「新型出生前診断」）、第8章では着床前診断について、ドイツにおける最新の議論を紹介し、考察を加える。それぞれのテーマにはそれぞれ異なった問題状況があるが、それらに関するドイツでの議論の根底には「妊娠葛藤」に関する洞察があり、ドイツの議論を日本に紹介する意味もここにあると私は考える。

　「妊娠葛藤」とは、さしあたり「望まない妊娠に関連して生じる葛藤<small>コンフリクト</small>」というほどの意味である[3]。しかし、「望まない妊娠」に限らず、子どもを望んでも得られない場合や、おなかの子どもに何らかの障害が発見され

2　私は「倫理」という言葉を、ヘーゲルの「人倫（Sittlichkeit）」という概念を基礎にして理解している（ヘーゲル『法の哲学（世界の名著35）』、藤野／赤澤（訳）、中央公論社、1967年、371頁以下）。「規範や義務に対する個人の判断を強調する」形式的・抽象的な個人的倫理に対して、「人倫は、共同体において現に作用している具体的・実質的な倫理であって、そこでは存在と当為は結合している」。岩佐茂／島崎隆／高田純（編）『ヘーゲル用語辞典』、未来社、1991年、190頁。

た場合、カップルの遺伝的素因によって子どもに重篤な遺伝性疾患が生じる危険性が高い場合など、生殖や妊娠に関連して、第三者の想像を絶する（当事者にしか分からない）苦悩が生じることは決してまれではない。生殖医療の発展は、多くの人に福音をもたらす一方で、大きな苦悩をもまた生み出している。これらの両面を曇りなく見据えることなくしては、生殖医療および遺伝医療を人類の幸福に役立てることはできない。これが本書の基本姿勢である。

　中絶に関して悩みを抱える方々、そのほか生殖に関連して様々な苦悩を抱える方々、そして未来の世代のために、本書が少しでも役立つことを願う。しかし学術書としての本書は、そうした切迫した悩みを抱える人々にとって、直接にはあまり役に立ちそうもない。そうした場合に本当に重要なことは、本書におけるような一般論ではなく、パートナーや親族との関係や仕事など様々な事情のなかで、当事者が本当に納得できる選択を行う（そして心理社会的相談の専門家がその過程を援助する）ことだからである。本書が示唆するのは、生殖医療の発展による様々な新しい手段に直面するとともに、妊娠・出産・子育てがますます"個人化"する状況の中で、当事者だけでなく社会が、生殖に関わって生じる様々な苦悩を直視すべきこと、そして社会的および心理的なサポートの必要性が増してきているということである。そうした社会的状況に関して日本との類似点の多いドイツでは、すでに長年にわたって「妊娠葛藤相談」という取り組みが続けられている。これを参考にした心理社会的援助の充実が日本でも強く望まれる。

　中絶を考えている人々に対するカウンセリングの必要性を、痛切に認識

3　Duden, Deutsches Universalwörterbuch, 5. Aufl. Mannheim, 2003.

している医療者等も多い半面、それに疑問を呈する論者もいる。まずは「望まない妊娠」の当事者の「声」に耳を傾けるために、体験談が書き込まれた次のページを見てみよう。

「かなしいこと」http://kanashiikoto.com/index.shtml（2020年3月確認）

　このページには、それぞれの場合にどのような診察や処置を受けたか、その際の痛みや事後の経過、費用などについて詳しく書かれており、望まない妊娠に直面した当事者にとっての"現実"がぶちまけられている。望まない妊娠が発覚したとき、驚愕のあまり半狂乱になったという人。子宮口を広げるためのラミナリアが挿入されたあと、激痛のため帰りの電車の中で立っていられなかったという人。処置の痛みはそれほどなかったが、「子ども」に対して申し訳なく、激しい罪悪感に苛まれ続けているという人。そうした罪悪感が自殺願望に結びついているという人。つわりのない妊娠を「イヌばらみ」と言うのだという医師の言葉に、畜生扱いされたようで不快だったという人。何も語らない相手の男性に激しい憎悪を抱き、包丁で刺そうとしてしまったという人。処置後、数年経過しても中絶した日には毎年うつ状態に陥ると言う人……。これらの「告白」は、おそらく妊娠中絶に関して特に大きな心理的困難を抱えている人々による書き込みであり、平均的なものとはいえないだろう。しかし、特殊なものとして片付けることはできない。周囲の人には決して打ち明けることができず行き場を失った感情が、インターネット上の匿名の書き込みという形で噴出しているのである。

ドイツ語のインターネットページから中絶に関わる体験談を検索してみると、日本と同じようなものはほとんどないことが分かる。出てくるのは、「自助グループ」の会合のお知らせであったり、妊娠葛藤相談所のページであったりする。日本ではパソコンの画面に書き込まれる事柄が、ドイツでは生身の人間に向かって話されているのだ。現場の相談員たちによって聴きとられた様々な話の一部は、一般向けの書籍としてまとめられている。また数多くの相談によって蓄積されたノウハウが、相談員養成のための教科書や専門書として出版されている。日本よりも遥かに個人主義の傾向が強く、しかも歴史的に中絶をタブー視してきたドイツにおいて、このような取り組みが展開されてきたことは驚きである。現代社会における生命保護の取り組みの在り方について考えるために、また生殖技術の発展と女性の社会進出の時代において、「産める社会」を構想するためにも参考にすべきであろう。

　本書は、拙著博士論文『妊娠をめぐる葛藤――ドイツにおける妊娠中絶に関する法、社会実践と生命環境倫理』（一橋大学、2008 年）をベースとして、そこから「人格」概念に関する思想史的論考の部分などを取り除き、不妊治療と代理出産、出生前診断、着床前診断に関するその後の論文を加えて加筆修正を行ったものである（巻末、「初出一覧」参照）。これらは学位論文や学会論文として書かれたために難解な部分も多かったので、一般の読者にもできるだけ分かりやすいように大幅に書き直した。第 1 章第 6 節、第 3 章と第 4 章は本書のための書き下ろしである。第 2 章のもとになった論文には、生命倫理学会より若手論文奨励賞をいただいた。分類としては倫理学、なかでも生命倫理の専門書に属するが、哲学、法学、社会

学、心理学などにわたる学際的研究である。方法としては思想史研究の手法（様々なテキストの批判的解釈と歴史的文脈構成）を基礎としているが、思想的影響関係よりも社会的背景という意味での文脈（コンテクスト）を重視する点に特徴がある。

　最後に、本書の体裁について注記しておく。本書では、出典や注記をすべて脚注の形で示しており、巻末には文献目録を付していない。これは一方で古い哲学文献のスタイルを踏襲し（ただし章末の注を脚注に移した）、また他方では例えばドイツ倫理評議会報告書など脚注を用いる最近の潮流にならったものである（ただし文献表を用いた略記をしていない）。章末や巻末に注を付すと、読者はいちいちページをめくらなければならない。また「著者（年代）」のように略記し、巻末目録と対応させる形式をとると、やはり巻末までページを繰る必要がある。巻末に文献のリストを掲載しても、その文献が本文のどこと関連があるのかが示されなければ、挙げられている意味が分からない。したがって本書では、脚注のみを使用し、文献目録を付けない方法を取る。

　「同書」「前掲書」"op. cit." などは、同じ章内ですでに挙げた文献に限って用いているので、せいぜい数ページをめくり返せば出てくるようになっている。なお、本書出版の後、拙著博士論文をネット上に公開する予定なので、妊娠葛藤相談に関する文献表などは、一橋大学のページをご参照いただきたい。

2020 年 3 月 24 日

小椋宗一郎

生命をめぐる葛藤
ドイツ生命倫理における妊娠中絶、生殖医療と出生前診断

目　次

第 1 部　妊娠中絶

第1章
「妊娠葛藤」とは何か
―――生命尊重と女性の人生をめぐる闘争

　望まない妊娠をめぐる葛藤を表すものとして、ドイツ語には「妊娠葛藤（Schwangerschaftskonflikt）」という言葉がある。日常会話で用いられることはあまりないが、妊娠中絶の規制に関する法律の名称（「妊娠葛藤法」）だけでなく、妊娠中絶に関する議論の中にはしばしば登場する。以下では、まず妊娠中絶に関するドイツ現行法制度の成立過程について述べ、そこで「妊娠葛藤」という概念が果たす役割について考察したい。なお、本章では主に医学的理由以外による妊娠中絶を法的観点から扱い、そこでの「妊娠葛藤」の位置づけについて述べる。人々にとって「妊娠葛藤」が実際にどのようなものであるのかは次章で扱う。

　妊娠中絶に関して、日本で言及されることの多い議論は、江原由美子（編）『生殖技術とジェンダー』[1]に収められた井上達夫と加藤秀一との論争である。そこで井上は、本稿で取り扱っているドイツ連邦憲法裁判決を基礎として「葛藤論」を提示している[2]。これは、いわゆる「線引き論」をとらず、「胎児の生命権と女性の自己決定権とを共に承認した上で両者の葛藤の調整を図る可能性」[3]を探ろうとするものだとされる。他方、加藤は（妊娠初期の）胎児を「生命権の主体」とは認めないが、胎児が『『道徳的葛藤』のいっぽうの構成項たりえる」ことを認め、井上とは違った意

1　江原由美子（編）『生殖技術とジェンダー（フェミニズムの主張3）』、勁草書房、1996年
2　同書、95頁
3　同書、96頁

味での「葛藤論」の立場に立つと述べる。結果的に「すれ違い」に終わっていると指摘されるこの論争には、いくつかの不十分な点があると私は考える。井上は問題を胎児の「生命権」と女性の「自己決定権」との葛藤とその調整として捉えている。しかしドイツ連邦憲法裁判決が胎児の「生命権」との対立において捉えたのは、女性の「人格権」および「生命および身体を害されない権利」である。「人格権」とは、「人格性の尊重とその展開に対する包括的権利」[4]であって、個人の決定に対する介入を退ける消極的権利としての「自己決定権」とは異なる（この点については下記第6節を参照）。また後述のように、同判決はこの権利の対立を調停不可能なものと述べており、権利の次元を超えた社会的な取り組みの課題として把握しているのである。さらに井上は旧西ドイツの適応規定を支持すると言うのであるが、それがどのような歴史的経緯をたどって相談規定へと改正されるに至ったのかが踏まえられていない。また他方で、加藤が積極的に主張した「両義的な存在」[5]としての胎児、あるいは妊娠という特別な状態については、ドイツにおける相談の長い経験が生かされた独特の議論を無視することはできないと思われる。

　さしあたり『ドゥーデン・ドイツ語一般辞典』によれば、妊娠葛藤とは「望まない妊娠に関連して生まれる葛藤（コンフリクト）」のことである[6]。この説明からは、予定外に妊娠してしまった女性の心の中での葛藤がまず連想される。しかし次章で見るように、妊娠は単に当事者の心理的な事柄ではなく、むしろパートナー関係など人間関係や社会的事情における葛藤がその内実を占めていることが多い。法的問題としては、さしあたり図式的には、妊娠した女性の権利と「未出生の生命（das ungeborene Leben）」の権利との衝突として捉えられる。しかし「妊娠葛藤」の実相を見極め、現実的な諸問

4　Duden, *Deutsches Universalwörterbuch*, 5. Aufl. Mannheim, 2003.
5　江原、前掲書、99頁
6　Duden, *Deutsches Universalwörterbuch*, 5. Aufl. Mannheim, 2003.

題との関連において把握することは簡単な仕事ではない。

　ドイツ連邦統計局によれば、ドイツにおける 2017 年の妊娠中絶の届出件数は 99,237 件である[7]。そのうち医学的適応によるものが 3,879 件、強姦などによる場合が 20 件、その他の理由（下記に詳述する「相談規定」）によるものが 95,338 件（96.0%）となっている。日本での 2017 年度の中絶件数は 164,621 件である[8]。生殖年齢の女性一万人に対する妊娠中絶の件数は、ドイツで 43 件、日本で 64 件であり、ドイツのほうが少ない。

　さて、以下ではさしあたり法律の観点から「妊娠葛藤」について見てゆく。「妊娠葛藤」は、特に妊娠中絶に関するドイツの現行法制度の成立過程において議論されてきた。そのため、まず第 1 節では、東西ドイツ統合前の妊娠中絶に関するそれぞれの法制度とそこでの経験について概観する。つぎに第 2 節では、東西ドイツの統一から妊娠中絶に関する新制度の成立までの経緯を追う。第 3 節では、1993 年の連邦憲法裁による判決において、胎児と女性の権利衝突の観点から妊娠葛藤がどのように捉えられているのかを見る。第 4 節では、判決で強調されている女性の「最終責任」および刑法の予防的効果について整理し、第 5 節ではこれに対する反対意見を取り上げる。第 6 節においては、"問題は女性の自己決定権ではない" と断言するドイツの議論を、自己決定を重視する米国のロー判決と比較しながら、「妊娠葛藤」概念の意義についてまとめる。

7　Statistisches Bundesamt Deutschland. Schwangerschaftsabbrüche nach rechtlicher Begründung, Dauer der Schwangerschaft und vorangegangenen Lebendgeborenen. https://www.destatis.de/DE/ZahlenFakten/GesellschaftStaat/Gesundheit/Schwangerschaftsabbrueche/Tabellen/RechtlicheBegruendung.htm （2017 年 3 月確認）

8　厚生労働省「平成 29 年度衛生行政報告例」

第1節　旧東西ドイツと統一ドイツ
——妊娠中絶に関する新制度の成立

凡例：以下本節（　）内の数字は、次の書籍のページ数を示す：　Michael W. Lippold, *Schwangerschaftsabbruch in der Bundesrepublik Deutschland,* evangelische Verlagsanstalt, Leibzig, 2000.

　ヨーロッパにおいて堕胎は、少なくとも古代ギリシア時代には国家の人口政策ないし優生学的観点から論じられ、古代ローマ時代には家父長権に服する妻の身体の一部への侵害として規定された（27f.）。中世における堕胎はもっぱら教会法に基づいて処罰されたが、ドイツではとりわけ 1871 年施行のライヒ刑法典によって五年以下の禁固刑が定められて以来、世俗権力の取り締まりを受けるようになった。1927 年には判例により「医学的適応」（後述）による中絶の合法性が認められている。しかしその後ナチ党の政権掌握により、ドイツ女性の堕胎が厳しく罰せられるいっぽう、人種的および優生学的な強制堕胎が大規模に行われた。ドイツ降伏の後には占領軍兵士による強姦が横行し、強姦されて妊娠した女性たちの多くが中絶手術を受けた（42）。東西ドイツ分裂後も混乱した状況が続いたが、70 年代以降は旧東ドイツの「期限規定」と旧西ドイツの「適応規定」とに分かれる。

　旧東ドイツでは、1972 年以来、旧ソ連および旧東側諸国の多くと同じように、中絶は妊娠 12 週までという期限のみによって規制されていた[9]。中絶の決定は「妊婦に権限がある（die Schwangere ist berechtigt）」[10]とされ、手術費用は国が負担した。この規定は、形式的には「女性の自己決定

9　それ以前は、1950 年に制定された法律において厳しく規制されていた。つまり、「女性の健康保護および出生の増加のため」、中絶は、母体の健康への重大な危険あるいは「親の側に重大な遺伝病があるとき」、「委員会の許可」を受けてのみ可能であった。マルコム・ポッツほか、『文化としての妊娠中絶』、池上千寿子／根岸悦子（訳）、勁草書房、1985 年、303、317 頁。

10　Jürgen Baumann (Hrsg.), *Paragraph 218 StGB in vereinten Deutschland*, Tübingen, 1992, S. 196.

権」を実現したものとも解することができる。しかし実際には避妊に関する認識の低さや取り組み不足による問題を抱えており、生殖の自己決定が保障されていたとは言い難い。ある病院で行われたアンケート調査によれば、「50.1%の〔中絶処置を受ける〕女性患者たちは、妊娠前にいかなる避妊具も用いていなかった」(209)。旧東ドイツではピルは無料で配布されていたが、それに関する知識は主に興味本位の素人雑誌に頼っており、結果として女性たちの不安感を増幅させていたとされる。たしかにピルの副作用は専門家たちのあいだでも議論がたえない事柄であったが、その他の方法も含めた避妊に対する意識の低さは否めない。また医療従事者の側の問題も指摘されており、ある病院では「ピルの使用を中止した中絶患者たちのうち40%が、医師によって別の避妊方式を指示されなかった」(210)。ようやく1983年ごろになって政府による啓発活動や教育を通じて避妊の知識が広められ、中絶件数も減っていったとされる (213)。

　いっぽう旧西ドイツでは、1976年に改正された刑法第218条によって、中絶は原則的に違法であるが、例外的に「不可罰 (nicht strafbar)」とされるための条件が、複雑な規定によって定められていた[11]。その条件の核となるのが、医師による「適応 (Indikation)」の確認である。そのためこの制度は「適応規定 (Indikationsregelung)」と呼ばれる。「適応」とは、その原義から言えば、医薬品の効能書きに「適応症」が書かれているように、ある症状に対して効果のある「特定の（医学的）処置をおこなう根拠ないし状況」[12] のことである。しかし一般には、「この概念がでてくると必然的に妊娠中絶というテーマが連想される」ほど、中絶に関する議論に関わ

11　この法制の成立にあたっては、まず1974年に、受胎後12週以内に医師が妊婦の同意を得て行う妊娠中絶を不可罰とする法案（いわゆる「期限規定」）が可決されたが、連邦憲法裁判所に提訴され、違憲判決（「第一次堕胎判決」）が出されたという経緯がある。嶋崎健太郎、「胎児の生命と妊婦の自己決定——第一次堕胎判決」、ドイツ憲法判例研究会（編）、『ドイツの憲法判例』、信山社、1996年、49～54頁参照。
12　Roche, *Lexikon Medizin*, 4.Auflage,Urban & Fischer: München, 1999.

りの深い言葉であった（123）。

「適応」には、「医学的適応」、「倫理的適応または犯罪適応」、「胎児障害適応」、「緊急事態適応」の4種類があった。まず「医学的適応（medizinische Indikation）」は、たとえば子宮外妊娠などによって「妊婦の生命に対する危険」があり、妊娠中絶が医学的処置として必要とされるとき、その処置は違法ではないと規定している[13]。また「その身体的もしくは心的健康状態に対する重大な毀損の危険を防止する」という目的においても認められた。つまり、妊娠継続が妊婦の生命に関わるとまで言えなくとも、重い障害を引き起こすリスクが大きい場合など、また妊婦の「心的健康状態」への深刻な悪影響が考えられる場合にも、合法的な中絶処置が可能であると定められた。詳しくは本書第7章第2節を参照されたいが、1995年の胎児条項廃止の後にも、出生前診断の結果に基づく中絶などが合法とされる根拠を、この条文が提供することになる。

つぎに「胎児疾患適応」[14]は、胎児に深刻な遺伝的障害などがある場合に、妊娠24週[15]までの中絶を認めた条文である。「犯罪適応」[16]は、強姦などの不法行為を原因とする妊娠の場合、妊娠14週までの中絶は処罰されえないとしている。そして「妊娠が緊急事態の危険を避けるため」に中絶が必要とみなされる場合、「緊急事態適応（Notlagenindikation）」が確認された（妊娠14週まで）。「緊急事態の危険」が「妊婦に対して妊娠の継続を望み得ないほど重大」であり、「妊婦にとって期待可能な他の方法によっては避けられない」と医師が判断した場合、中絶処置は不可罰であると

13　旧西ドイツ刑法218条a第1項2。この法律の翻訳は次を参照。アルビン・エーザー、『先端医療と刑法』、上田健二／浅田和茂（編訳）、成文堂、1990年、326頁

14　Embryopatische Indikation. そのほか、「遺伝的（genetisch）適応」、「優生的（eugenisch）適応」、「子供の（kindlich）適応」とも呼ばれた。このいわゆる胎児条項は、後述のように1995年の法改正によって廃止された。

15　ドイツ刑法では「受胎後（seit der Empfängnis）」の週数が書かれており、この場合には「受胎後22週」である。しかし世界的には最終月経後の週数を「妊娠○週」と書くのが普通であり、この場合には受胎後の週数に2を足した週数が該当する。

16　Kriminologische Indikation. 以前は「倫理的（ethisch）適応」とも呼ばれた。

された[17]。上記の「医学的適応」が非常に包括的な判断であれ医学的な考慮であったのに対し、漠然とした「緊急事態」に関する判断を医学的見地から扱うには無理がある。この判断が医師に委ねられたということが、後述のような問題を生じさせることとなった。

　これらの「適応」は、実際の処置を担当する以外の医師によって確認されなければならず、「間違っていると分かっていながら（wider besseres Wissen）」虚偽の適応確認をした医師は処罰された（第219a条）。さらに、その女性が手術等の三日前までに「妊婦および母子のために利用できる公的および私的な扶助、特に妊娠の継続と母子の状況を容易にするところの扶助」について「相談（Beratung）」[18]を受けていない場合、中絶処置を行った医師等が処罰された[19]。中絶処置を受ける女性に関しては、彼女が「特別の窮迫」の状態にあり、緊急に中絶処置が必要であった場合には、「裁判所は処罰を見合わせる（absehen）ことができる」とされた（同218条第3項）。

　当時西ドイツで行われていた中絶の件数は、年によって上下するものの、連邦統計局に届出があっただけで毎年およそ8万件。そのうち、およそ8～9割が「緊急事態適応」であった[20]。これには、いわゆる「堕胎旅行（Abtreibungstourismus）」、すなわち中絶が合法とされるオランダなどの外国へ出かけておこなわれたものは含まれない。たとえばオランダでの病院記録によれば、1984年に同国で中絶手術を受けたドイツ人女性の数は11,300人だという（137）。ドイツ国内で行われた違法の中絶もかなり存

17　「期待可能な（zumutbar）」という文言は特に論争の的となったものであるが、刑法学において一般には、「行為当時の具体的事情のもとで、行為者は違法行為を避けて適法行為をなしえたであろうと期待しうる可能性」があることを指し、ある主体に行為の責任を帰すために必要な要素であるとされる（大塚仁、『刑法概説（総論）』（第3版）、有斐閣、1997年）。

18　1974年に導入された「相談」の立法意図については、ユルゲン・バウマン（編）『堕胎是か非か──西ドイツ中絶自由化をめぐる論争』、中谷瑾子／人見宏（訳）、鳳舎、1977年、10-13頁を参照のこと。

19　旧西ドイツ刑法218条b。この相談が後に1995年の法改正における「妊娠葛藤相談」へと発展してゆく。

20　Johannes Reiter, Abtreibung in säkularen Staat, in Stimmen der Zeit, 1995, S. 739; Hans Faller, Beratung und Hilfe statt Strafe, in Frankfurter Allgemeine Zeitung（FAZ）, 8. 6. 1993.

在したと考えられるが、その件数の推計については中絶問題に関する立場にしたがって恣意的に用いられることが多く、正確な数字を挙げることは困難である。比較的参照されることの多い1990年のドイツ医師会の推計によれば、毎年およそ「20万から25万件」であったとされる（138f.）。仮にこの数字が妥当だとすれば、妊娠中絶件数全体のおよそ6割（毎年およそ12万件以上）が無届けまたは違法に行われる状態であったことになる[21]。しかし実際に妊娠中絶に関する罪の疑いで捜査手続きがとられたのは、1976年から1986年の間に全部で1,637件にすぎない[22]。そのうち872件が妊娠した女性への捜査、妊娠させた男性が179件、中絶処置を行った者が115件であり、捜査の目は圧倒的に女性に向けられていたことが分かる。ただし警察が違法な妊娠中絶を意図的に摘発することは極めてまれであり、多くは別件での捜査に付随して発覚している。こうしたことから、刑法218条は「偶然刑法（Zufallsstrafrecht）」とさえ呼ばれた（180）。

　最後の裁判事例は、1989年にバイエルン州メミンゲンの医師タイセン（Theissen）が起訴され、有罪となった事件である[23]。この訴訟は2000年にようやく終結したが、「ドイツ医師報」によれば、そもそも「スキャンダル」となったのは堕胎そのものよりも、むしろ審理運営の仕方であった。

　　「法廷は、ドクター・タイセンのもとで堕胎をした156人の女性患者の
　　名前を読み上げた。62日間続いた過酷な審理において、このうち79人が
　　法廷に引き出された。外から見守る人は、タイセンの隣に証人として呼ば
　　れた女性患者たちも、被告人席に座っているかのような印象を受けた」[24]

21　Karlhans Libel, Strafverfolgungs- und Sanktionpraxis beim Schwangerschaftsabbruch, in v. hrsg. Jürger Baumann, *Paragraph 218 StGB in vereinten Deutschland*, Tübingen, 1992, S. 136f.
22　ebd.
23　山本啓一（ほか）「タイセン事件：ドイツ妊娠中絶史における最近の有名裁判」、「犯罪学雑誌」第64（1）号（1998年2月）
24　Norbert Jachertz, Schwangerschaftsabbruch: Memmingen, zum Letzten, Deutsches Ärzteblatt vom 16.06.2000.

西ドイツ国内においては、州ごとの規則とその運用に大きな差があった。たとえばバイエルン州では、通達（Rundbrief）によって、カウンセラーがクライアントに妊娠中絶を行っている病院住所を渡すことが禁じられた[25]。ノルトライン・ヴェストファーレン州などでは、手続きの迅速化のためにカウンセリングと適応確認が同じ施設で行われる旨が規則で定められていた一方で、バイエルン州では両者が分離されていることが必要とされた。さらに、バイエルン州やバーデン・ヴュッテンベルク州、ニーダーザクセン州では、外来での妊娠中絶処置を行う病院がなかったため、他の州へと移動して処置を受ける女性が多かった。そのため「堕胎旅行」という言葉は、オランダやオーストリアなどへの外国旅行だけでなく、旧西ドイツの規制の厳しい地域からドイツ国内のほかの地域への移動を意味することもある[26]。

　「緊急事態適応」を含むこの制度は、保守派と中絶自由化を求める側の双方にとって、きわめて評判の悪いものであった。保守派の意見をあからさまに述べた例としては、次のようなものがある。

　　「どちらにせよ、堕胎を行う女性たちには著しく低い責任感覚が存する。……彼女らの動機はさまざまである。社会的緊急事態と称するものは、それまでの生活水準から転落することとして理解されうる。職業的理由とは、快適さのことと見なされよう。また、それらと並んで、特に、身体の美しさを保つための心配が重大な役割をはたすのだ」[27]

25　病院についての問い合わせには健康保険機構が答えることとされる。Monika Frommel, „Lebensschützer" auf dem Rechtsweg. In: Aus Politik und Zeitgeschichte, hrsg. v. der Bundeszentrale für politische Bildung, B 14/90, 30. Mär. 1990, S. 16f.

26　Franz, Jutta, Schwangerschaftsabbrüche in den alten und neuen Bundesländern, Pro Familia Magazin, 3. 2000, S. 34. 新制度施行後についても、あとで紹介する「家族計画センター」などのうち、中絶手術等を行う設備をもつカウンセリング施設がある地域では、中絶件数が他の地域に比べ多くなっている可能性が指摘されている。

27　中絶反対派の医師 Dietrich Hoffmann による著書の一節。Lippold, op. cit., 158. より。

他方、中絶をもとめる女性たちの側からは、「官僚的ハードルの多さ（bürokratische Hürdenlauf）」、「審査の恣意性（Instanzwillkür）」などについて異議があがった（155f.）。中絶を望む女性たちの前には、次の３つのハードルが立ちはだかる。「女性たちは、適応が存在するという証明書を出してくれる医師を探し求めなければならなかった。つぎに、相談に行ったことが書面で確認されなければならない。最後に、最低三日間の期間のあと、適応の存在を確認し──やっと──中絶を行う用意のある第二の医師を探し求めなければならない」（ebd.）。ところが医師たちはそれぞれに違った見解をもっており、判断や取り扱いにも大きな差があった。なかには妊娠の診断にあたる医師がその女性に中絶の可能性を考慮させないために、診断結果の伝達を遅らせたり、14週をこえる虚偽の妊娠週を伝えたりした例も報告されている。

　こうした現状に含まれる不合理さは、折に触れては議論が噴出する状況を作り出していた。1990年の東西ドイツ統一の際、統合条約には、妊娠中絶に関する統一的規定を定めるべきことが次のようにうたわれていた。つまり、「遅くとも1992年12月31日までに……未出生の生命の保護、ならびに妊娠した女性たちのもろもろの葛藤状況の憲法に沿ったかたちの克服を……現在ドイツの両部分で行われているよりも望ましい形で保障する」[28]。これをきっかけとして政党や宗教的見解の対立が絡み合う大論争が巻き起こったが、1992年末には、超党派合意によっていわゆる「相談規定（Beratungsregelung）」をもつ刑法改正法、および「妊娠葛藤の予防と克服のための法律（妊娠葛藤法）」[29]がいったん議決された。この改正法では、

28　http://www.jura.uni-sb.de/Vertraege/Einheit/ein1_a31.htm（2008年3月確認）
　　上田健二／浅田和茂（訳・要約）「ドイツ連邦憲法裁判所第二次妊娠中絶判決の概要」、「同志社法学」第233号（45巻4号）、1993年、160頁。法改正のより詳しい経緯については、次の論文を参照のこと。アルビン・エーザー、「試験台に立つ新妊娠中絶法」、上田健二／浅田和茂（訳）、「同志社法学」第44巻3号〔1992年9月〕、121～161頁。

29　Gesetz zur Vermeidung und Bewältigung von Schwangerschaftskonflikten. 1992年7月27日議決。1995年8月21日に後出の「妊婦・家族援助改正法（Schwangeren- und Familienhilfeänderungsgesetz〔SFHÄndG〕）」によって一部改正。

医師によって「適応」が確認されなくとも、処置の三日前までに当該女性が「妊娠葛藤相談」を受けていれば、妊娠14週までの中絶は「法に反しない（nicht rechtswidrig）」と定められていた。しかし、反対派のCDU議員とバイエルン州政府によって連邦憲法裁判所に申し立てがなされ、発効が差し止められた。1993年5月28日、連邦憲法裁判所は、これに対して違憲判決[30]（以下「判決」と言う）を下し、同時に暫定的に法的効力をもつ裁判所命令が出された。1995年には、この判決に従ったかたちで、刑法改正案および「妊婦・家族援助改正法」が議決・施行されることになる。

　現行制度の概要を整理すると、堕胎は刑罰をもって禁じられることを前提としたうえで、その例外として、医学的適応、犯罪適応、相談規定による中絶が挙げられている。まず医学的適応は、旧西ドイツの規定をほぼ言葉どおり引き継ぐものである。ただし旧制度にあった「胎児適応」は、障害者差別につながるものとして削除された。したがって胎児の障害などが中絶の正当化事由として認められることはなく、その中絶が法に反しないとすれば、あくまでも妊婦の現在・将来における身体的・心的健康状態を理由とすることになる[31]。ただし以前は医学的適応による妊娠中絶に妊娠24週までという期限が定められていたが、新しい規定においてはこれが撤廃された[32]。犯罪適応は、旧西ドイツの規定と同様、強姦などによる妊娠を念頭に置いたものである。

　そして旧来の「緊急事態適応」に代わって置かれたのが「相談規定（Beratungsregelung）」という条項である。これによれば、妊娠した女性が、中絶処置の3日前までに法定の相談を受けた証明書を医師に提示した場合、「218条〔堕胎罪〕の構成要件は実現されなかったものとする（Der

---

30　小山剛、「第二次堕胎判決」、ドイツ憲法判例研究会（編）、『ドイツの最新憲法判例』、信山社、1999年、46～51頁
31　ドイツ人類遺伝学会は、この胎児適応の削除が、これまでの医療実務に本質的変更を迫るものではないという立場をとっている。第7章第2節参照。
32　松尾智子「ドイツ人工妊娠中絶法における胎児条項をめぐる問題」、ホセ・ヨンパルトほか（編）『法の理論19』、成分堂、2000年、59-102頁、特に80頁以下を参照のこと。

Tatbestand des §218 ist nicht verwirklicht)」。上述のように相談を付加的に義務付ける規定は旧西ドイツ刑法にも存在したが、中絶処置の不可罰性の要件として、「緊急事態」に関する医師による判断に代わって、「妊娠葛藤相談」が置かれたという点に大きな違いがある。ただし医学的適応の場合の「違法ではない（nicht rechtswidrig）」という文言とは異なって、相談規定にもとづく妊娠中絶は、処罰をまぬがれるにせよ、この手続きによって法的に正当化されるわけではないとされる。これが何を含意し、どのような意図から言われるのかを理解するには、1993年の判決内容を検討しなければならない。

第2節　権利の衝突と妊娠葛藤
——1993年連邦憲法裁判所判決

　1993年の判決は、相談規定に基づく妊娠中絶を「違法ではない」と定めた法規定は違憲であると判断した。判決要旨には、次のように述べられている[33]。「基本法は、人間の生命を、そして未出生の人間の生命をも保護することを国家に義務づけている」。なぜなら「人間の尊厳はすでに未出生の人間の生命に帰属」し、「生命権」が存するからである。「この生命権は、母親の側からの承認によってはじめて根拠づけられるようなものではない」（以上「判決要旨」第1項）。「法的保護は、その母親に対する保護としても、未出生の生命に保障される。こうした保護は、立法者が彼女に妊娠中絶を原則的に禁止し、それによって子を懐胎し続ける原則的な法義務を課すときにのみ可能である」（第3項）。「妊娠中絶は、医学的適応の場合を除き、妊娠の全期間にわたって不法とみなされ、したがって法的に

33　以下本文の引用は、Neue juristische Wochenschrift, 1993, Heft 28, S. 1751ff.（以下では "NJW, ページ．（章番号）" の形で略記する）に拠り、次の翻訳を参考にした。上田健二／浅田和茂（訳・要約）、「ドイツ連邦憲法裁判所第二次妊娠中絶判決の概要」、「同志社法学」第233号（45巻4号）、1993年（以下 "「訳」、ページ番号" のかたちで略記）。

禁止されなければならない。未出生の生命の生命権は、たとえある限られた期間内といえども、自由で法的に制約されない第三者——それは母親自身でもあるだろう——に委ねられてはならない」（第4項）。しかし「もろもろの例外状況（Ausnahmelagen）」においてのみ、妊娠を継続する義務を免除することが許容される（第7項）。ただし、「適応の確認なしで相談規定に基づいて行われる妊娠中絶は、正当化される（違法ではない）と解されてはならない」（第15項）。

　胎児の生命権はその「意義（Bedeutung）と保護必要性」にしたがって扱われなければならないが、胎児の生命権と「衝突（kollidieren）」するものとして、妊娠した女性の「生命および身体の無傷性を求める権利（基本法第2条2項）および人格権（基本法第2条1項）」が挙げられている（第5項）。しかし判決は、基本法第4条1項（良心の自由）にしたがって女性が「妊娠中絶に付随して胎児を殺害」する権利は認められないとしている。国家は刑法などの措置を通じて人間の生命を十分に保護しなければならず、その保護程度を過小とすることは許されないからである（「過小〔措置の〕禁止（Untermaßverbot）」；第6および第8項）。

　このように、胎児の権利と女性の権利とが衝突する。判決理由においては、この衝突は調停不可能であると述べられている。

　　「互いに衝突するもろもろの法益を、ここで釣り合いのとれた調停へと
　　導くことは不可能だ。なぜなら、未出生の生命の側では、それぞれの場
　　合において、権利の増減や何らかの不利益または制約を甘受することが
　　問題になっているのではなく、全て、すなわち生命そのものが脅かされ
　　ているからである。妊娠中絶は常に未出生の生命の殺害なのだから、胎
　　児の生命を保護すると同時に妊娠した女性の妊娠中絶の権利を認めるよ
　　うな調停は、不可能である」[34]。

34　NJW, 1754. (D. 2. c, aa) ；訳 ,172 頁。

生命権の侵害は基本的に人間の尊厳の侵害であり、それゆえ未出生の生命は「その母親に対しても（auch gegenüber seiner Mutter）」（判決要旨第3項）保護されなければならないとされていた。しかし次の個所には、国家が母親に対抗して胎児の権利を保護することは不可能であることが述べられている。

　　「妊娠初期において、未出生の生命の保護は、母親と共にだけ可能であり、母親に対抗しては不可能である（nur mit der Mutter, aber nicht gegen sie möglich）。彼女と彼女によって信頼された人だけが、妊娠のこの段階で新しい生命について知っている。新しい生命はまだ全く母親に属しており、何もかも彼女に依存している。比類のないしかたで母親に結びついた未出生の生命の、こうした非公然性、よるべなさ、依存性は、次のような目算の正当性を示しているように思われる。つまり、母親と協力するとき、国家は生命保護のためにより良いチャンスをもつ」[35]

　仮に妊娠した女性がそのことを周囲の誰にも告げないとしたら、胎児の存在を知っているのはその女性だけである。そうした状況で闇堕胎や自己堕胎を試みる人が後を絶たなかった暗い歴史が想起される。もしも現代において妊娠中絶の厳罰化を行ったとすれば、胎児の「非公然性（Unentdecktheit）」は、望まない妊娠をした女性たちを再び闇へと追い詰

35　NJW, 1757.（D. II. 3.）。「対して」と訳した"gegenüber"は、ドイツ語辞典によれば、「ある人やものへの関係（die Beziehung zu einer Person od. Sache）」を示す（Duden, Deutsches Universalwörterbuch, 5. Aufl. Mannheim, 2003.）。それに対し、「対抗」と訳した"gegen"は、「反対行動（ein Entgegenwirken）」や「立ち向かうこと（ein Angehen）」を表すとされており、前者よりも積極的な行為を示す含意がある。国家は「母親に対して」胎児の生命を保護しながら、しかしその保護は「母親に対抗しては不可能である」とのべていることとは、形式的には確かに矛盾していよう。しかし内容的には、権利の対立にもかかわらず両者をともに扱い援助すべき、という「刑罰に代わる援助を」（上田健二『生命の刑法学』、ミネルヴァ書房、2002年、80頁などを参照）の考え方が示されていると解するべきであろう。

める役目を果たすことになるだろう。また胎児は、酸素や栄養をすべて母胎に頼っているだけでなく、免疫や心的成長なども母親に依存している。こうした「依存性（Abhängigkeit）」を考慮するならば、通常の正当防衛の場合などとは事情が異なることが理解される。母親を殺せば胎児も死ぬ。母親を追い詰めれば追い詰めるほど、たとえ出産に至ったとしても、乳幼児の遺棄や虐待のリスクは高まるであろう。上述のように、胎児の生命権は「その母親に対しても」保護されなければならないとされるが、そのための方法を実践的に考察することを通して、国家は「母親と協力」すべきであるという認識に達したといえる。

　母親と胎児の一体性は、「比類ない結びつき（einzigartige Verbindung）」という言葉で表される。これほど緊密に人間どうしが結びついている状態は、妊娠のほか、どこにも見出されない。別の個所では「一人のなかの二人（Zweiheit in Einheit）」という言葉で表される（英語に直訳すれば twoness in oneness）[36]。強い一体性をもつと同時に、しかし胎児はまた生命体として母親とは別個の存在でもあり、妊娠と出産を経て独立した個人へと成長してゆくからである。女性という一つの主体の中に、女性と胎児という二つの主体が含まれるというこの表現は、形式論理学的には端的に矛盾している。それにもかかわらず、こうした表現でしか妊娠という特別な状態を

36　意訳すれば"一心同体"という意味であるが、一つの言い回しのなかに「二つであること（Zweiheit）」と「一つであること（Einheit）」とが同居している点が特徴的である。この言葉がキーワードとして用いられるのは少数意見においてであり（NJW, 1774ff.; 訳、194頁以下）、判決（多数）においては、妊娠した女性の責任を強調するために「比類ない結びつき」という言葉が用いられ、「一人のなかの二人」は距離をとったかたちで言及されているにすぎないが（NJW, 1753.）、意味内容としてはあまり違いないと私は考える。「一人のなかの二人」以外の訳語としては、「一なる二者」（松尾智子、「妊娠中絶における女性と胎児──権利衝突という視点を超えて」、ホセ・ヨンパルトほか（編）『法の理論二一』、成文堂、2001年、167頁）、「単一体の中の二重性」（上田健二、前掲「ジュリスト」、76頁）、「一体となった二」（ドイツ連邦議会「現代医療の法と倫理」審議会（編）、『受精卵診断と生命政策の合意形成　現代医療の法と倫理（下）』、松田純（監訳）、知泉書館、2006年、165頁）がある。以前私は「二つが一つ」と訳したが、本書では、どちらも人格を指示しており、また「なかの（in）」という言葉を文字通り訳すべきとの考えから、「一人のなかの二人」と改めた。また、英米圏における「胎児の両義性」の主張について、山根純佳『産む産まないは女の権利か』、勁草書房、2004年、68頁以下を参照のこと。

表すことはできないのである。

　中絶が違法でないのは「例外状況においてのみ」とされることはすでに触れた。しかし妊娠中絶を禁止するということは、妊娠継続と出産を義務付けることと同義である。これらは「その女性を実存的に直撃する強度の義務 (eine intensive, die Frau existentiell betreffende Pflicht)」であり、さらに長年にわたって子どもを育ててゆくためのさまざまな義務を負うことを意味する [37]。

　　　「望まない妊娠に見舞われた女性は、特有の仕方で実存的な問題に直面
　　　していることがあり得る。彼女は、事情によっては自分の人生設計を根
　　　本的に変えなければならず、また妊娠に伴う苦しみを遥かに凌いで、ひ
　　　とつひとつ見通しの立たない長期間の行為義務と配慮義務、さらに場合
　　　によっては付加的な日常のリスクに曝される」 [38]

　このように、妊娠葛藤は「実存的な (existanziell)」葛藤である [39]。望まない妊娠に直面して出産を決断することは、思い描いていた自分の人生の有様を根本的に変えてしまう場合がある。法律用語では「行為義務と配慮義務」といった固い言葉になるが、ここには、深夜にもわたる授乳に始まり、泣きやまない子をあやし、病気や発達について心配するといった子育てに関わる様々な苦労と喜びを読み込むべきであろう。判決も言うように、これは「他人の権利領域を侵害しないという女性の義務に尽きるものでは

37　NJW, 1754. (D. I. 3. c. aa.) 訳 173 頁。
38　NJW, 1757. (D. II. 3.)
39　「妊娠葛藤」を心理的な不安や苦悩と同一視すべきでない。1993 年の判決は妊娠初期の不
　　安定な心理状態を前提としており、また現実に苦悩する人も多いことは事実であるが、筆者
　　（小椋）は「妊娠葛藤」を過度に心理主義的に解釈することに反対し、それはあくまでも
　　道徳的ジレンマあるいは「実存的な (existentiell)」葛藤であるという立場をとる。つまり
　　「妊娠葛藤に陥る」というのは、必ずしも不安やうつといった状態になるということでは
　　なく、両立不可能な規範的対立が生じること、あるいは自己の人生を形成するために重大
　　な選択を前にすることを指す。「おわりに」を参照のこと。

ない」[40] のである。女性は自分の人生を賭けて子どもを産む。次の箇所に
おいては、こうした重圧を身に受けて葛藤を抱える女性たちの姿が想定さ
れている。

　　「出産に結びついた負担を前もって予測することからは、まさに母に
　　なる者にさまざまに見られる妊娠初期の特殊な心理状態において、場合
　　によっては深刻な、また事情によっては生命を脅かすほどの葛藤状態が
　　発生しうる」[41]

　ここで言われる「妊娠初期の特殊な心的状態」には、妊娠によって生理
的に引き起こされうる心理的に不安定な状態も含まれるだろう[42]。そうし
た状態の中で、出産と子育てという、人生を変えてしまうほどの重大事に
直面すると、「事情によっては生命を脅かすほどの」深刻な葛藤状態に陥る
ことがあると言うのである。そして判決は「妊娠葛藤」を次のように説明
する。

　　「妊娠葛藤は、通例として（in aller Regel）、保護を必要とする人間の
　　生命を自らに宿しているという認識および子を持ちたいという願望を一
　　方とし、それに結びついた諸々の課題を自らの力では解決できない、あ
　　るいは、個人的領域での深刻なもろもろの対立にさらされ、また、自分
　　の生活イメージを取り下げなければならないという心配を他方とした、
　　根本的な分裂である」[43]

40　NJW, 1754.（D. I. 3. c. aa.）訳 173 頁。
41　Ibid.
42　たとえば、平凡社『世界大百科事典』（1988 年）、「妊娠」の項（第 21 巻 560 頁）によれば、
　　妊娠による「精神的変化」について、「多くは初期に起こる。一般に過敏となり、感情が激
　　しやすい。快活になる場合と、かえって憂鬱になる場合とがある」。
43　NJW, 1760.（D. IV. 1.）

この説明によれば、一方では"おなかに子どもがいる"という認識、あるいは"子どもがほしい"という願望があり、他方ではたとえば出産と子育ての困難さ、パートナーとの対立、仕事・キャリアの挫折などなどの不安がある。これらの願望と不安が互いに衝突し、「根本的な分裂」に陥るということが「妊娠葛藤」の正体だとされている。さらに判決によれば、こうした葛藤状態は、「多様かつ多層的で、妊婦の私的な領域にも帰すべき要因の産物として発生する」[44]ため、第三者によって外から容易に見出されるようなものではない。妊娠をめぐる困難の内実は、妊娠した女性が自ら事情を話すことによってだけ明らかになり、女性本人の協力があって始めて、葛藤状況の克服と生命保護の可能性をさぐることができる。これに対して、第三者が適応確認するといったことは、むしろ「相談に対してあらかじめ不都合な効果をもたらす」[45]。ここから、旧来のような第三者（医師）による適応の確認を放棄して、生命保護の要請を妊娠葛藤相談へと結びつけることが是認される。

　上述のように、1993年の判決は、相談を受けた後であっても、女性に妊娠初期における中絶への「権利」があるわけではないと述べる。しかし、「期待可能性」の規準に照らして実際に「例外状況」にあたる場合だけは、「妊娠中絶は適法でありうる」とも述べる[46]。旧西ドイツでは、医学的理由以外の場合にも、医師が「緊急事態適応」という形でこれを判断していたのである。しかし相談規定においては、相談を受けたという証明書が発行されるだけであり、それによって中絶そのものの合法性が確認されるわけではない。というのも、相談に来た人がごく私的な事柄について率直に

44　NJW, 1757. (D. II. 5. b.)
45　NJW, 1757. (D. II. 5. a.) この点についてリッポルトは次のように述べている。中絶を望む女性が緊急事態適応を認めるよう医師を説得するというあり方は、「医師‒患者関係の上で、信頼関係を築くようには作用しない」。その結果、中絶へと向かう原因となっているところの個別的問題についても、解決のために真剣に話し合うことができない。「中絶の是非の決定を妊婦の手から医師の手へと移すことにより、この手続きは、その女性の決定能力に対する不信任投票にひとしくなる」(Lippold, op. cit., S. 171.)
46　NJW, 1758. (D. III. 1. c)；訳、176頁

語ることが可能であるためには、カウンセラーは中絶の理由を検証するといった態度をとることはできないからである。したがって相談においては、「彼女を正当化する緊急事態について説明し、それを確認する」ということが「断念」されざるをえない。「そのことは必然的に、相談規定が一般的な緊急事態適応による正当化の可能性を約束しえないという結果をもたらす」[47]。そのために「相談規定は、個人的免責を断念することを女性に強いる（zumuten）」。つまり、個別のケースにおいては法的に是認される可能性があるにも関わらず、一般に合法性の確認を断念することによって、この制度自体が個別ケースにおける中絶の正当化可能性を閉ざしているとされる。

　また、中絶の合法性が確認されないことは、相談規定に基づく中絶の費用が一般的に公的健康保険から支出されないという結果をもたらすとされる。もし92年の議決どおり刑法上「違法でない」と定められていたなら、その規定は効果として全法秩序に対する「貫徹力（Durchschlagskraft）」[48]をもち、たとえば公的健康保険法の分野でも合法的処置として給付を受けることができるだろう。しかし、たんに「例外構成要件」として定められた場合には、その行為が他の法律分野において正当化されるわけではないので、相談規則に基づく中絶処置に公的健康保険の給付を当てることはできないとされる[49]。このことは、次に述べる「予防的」意義において特に強調される。

47　判決要旨第 16 項および NJW, 1758.（D III 1.c）
48　NJW, 1758.（D III 2 a）訳 177 頁
49　ただし、「相談規定に従った刑の科せられない妊娠中絶のために、経済的に困窮している場合に、社会扶助を保証することには、労働対価の継続的支払いと同様に、異議を唱えることはできない」（判決要旨第 16 項、訳 164 頁）。つまり医療保険の適用ではなく生活保護としての支給は認められる。とりわけ旧東ドイツ地域では、女性個人の所得が基準を下回るために、ほとんどが公費によって賄われている。第 2 章 3 節の注 15 を参照のこと。

第3節　女性の「最終責任」と刑法の予防的効果

　すでに触れたように、同判決は「胎児を殺害する権利」を否認し、また妊娠の初期段階に女性の「人格権」などが胎児の生存権に対して優越するということを否定している。そのかわりに強調されるのは、未出生の生命に対する「責任（Verantwortung）」[50] である。

> 「相談構想のねらいは、女性の責任意識を強化することである。彼女は
> ——家族またはそのほかの社会的周辺領域、ならびに医師の責任にかか
> わりなく——最終的には妊娠の中絶を事実上決定する。彼女は、そのか
> ぎりで責任に応えなければならない（verantworten muß）（最終責任）」[51]

　すなわち、中絶を事実上決定するのは当事者であるが、その女性は「そのかぎりで責任に応えなければならない」とされる。これは何を意味するのだろうか。「相談構想」は、女性たちに対して「予防的に（präventiv）」[52] 働きかけ、「女性の責任意識を強化すること」を意図している。このことによって、事後的に刑罰を科すことだけでなく、第三者によって事前または事後に中絶の理由を調査することも断念される。ここでは、事実としての最終的決定が、当事者の女性の「責任」へと委ねられるのである。さらに、次のような意義があるとされる。

50　刑法学上は「責任（Schuld）」とは区別して、Verantwortungを「答責性」と訳すことも
　　多い。刑法における「責任」とは刑罰を科せられる要件としての「刑事責任」のことであ
　　るが、「答責性」とは、近年のドイツにおいて「応報概念と結んだ責任ではなく」、その
　　「観念を犯罪予防の観点から修正しようとする」ものだとされる。山中敬一『刑法総論 II』、
　　成文堂、1999 年、555 頁を参照のこと。
51　NJW, 1757. (D. III.)
52　Ibid.

「妊娠中絶は、期待可能な犠牲の限界を超えるほど重大で異常な——医学的適応および胎児障害適応の場合に比肩しうるほどの——負担が、子の懐胎によって女性に生じるような例外状況においてのみ合法的でありうる。この方向づけは、責任をもって行動する女性に、その行為を判断する基礎を与える。これがまさに相談構想とともに女性に委ねられる責任の核心である」[53]

　相談規定にもとづく中絶は、医学的適応に匹敵するほど重大な危機的状況においてのみ合法的である。こうした基準が示されているからこそ、法律は、葛藤状態にある女性たちにとって、その決定と行為の拠り所になると言うのである。刑法はこうした「アピール機能（Appellfunktion）」[54]をもつとされる。ただし、ここでいう「責任（Verantwortung）」とは「罪責（Schuld）」ではない。問いに対して「答える（antworten）」ことを中心としており、罪を追及されることとは明晰に区別されなければならない[55]。そのため妊娠葛藤相談では、主体的な決断に至る過程を援助しこそすれ、その判断を操作することは注意深く避けられなければならない。「相談は〔女性を〕勇気づけるべきであり、おじけづかせるべきでない。理解を呼び起こすのであり、教導するのではない。女性の答責性を強めるのであり、監督するのではない」[56]。

　さらに、刑法において中絶の一般的違法性が定められることは、葛藤状況における女性当事者だけでなく、一般の人々の意識にも働きかける効果

53　NJW, 1758. (D. III. 1. c.)
54　NJW, 1757. (D. II. 4.)
55　『広辞苑』によれば、日本語の「責任」という言葉は、第一に「人が引き受けてなすべき任務」であり、第二に「政治・道徳・法律などの観点から非難されるべき責（せめ）・科（とが）」である。問いかけに対する答えを自ら引き受けるという意味では、第一の意味はドイツ語の Verantwortung にも近いものを持ち、現代の語感にも生きていることから、あえて「責任」という訳語を採用した。しかし第二の意味との混同を避けるため、刑法論などでは Verantwortung を「答責性」と訳しわけていることにも理由がある。読者には特にこの点に注意することをお願いしたい。
56　NJW, 1761. (D. IV. 1.) 訳、181 頁

をもつとされる。

> 「刑法は……法と不法に関する一般の法意識を、最も判明に刻印する。もし刑法が或る正当化事由を規定しているならば、一般の法意識において、その正当化要件のなかに記された行為は、あたかも許されているかのように理解されざるをえない」[57]

したがって判決は、1992年の連邦議会が可決した法案における「違法でない」という文言は違憲であり、たんに刑法上の構成要件から除外すべきだと述べる。なぜなら、刑法上の構成要件からしても、他の分野において違法性が示されているなら、全体として違法性の意識は保たれると考えるからである。たとえば、「社会保険法上の給付がなされることは……妊娠中絶は基本的に違法であるという国民における一般的意識を著しく損なうであろう」[58]。これにしたがって、社会法典（SGB）第5巻24条bには、中絶処置による合併症の場合等を除いて中絶費用には保険給付がなされない旨が定められている。以上が、「218条の構成要件は実現されなかったものとする」という文言が含む意味内容である。

第4節　反対意見における女性の「人間の尊厳」

この判決には、二つの反対意見が付されている。まずマーレンホルツ判事副長官らによる反対意見によれば、期待可能性という規準を女性に「自ら当てはめさせること」は、「過大な要求を強いないわけにはいかない（überfordern müssen）」[59]。なぜなら、個々の女性のおかれた困難な状

57　NJW, 1758. (D. III. 2. a.) 訳、177頁
58　NJW, 1769. (E. V. 2. bb. (2)) 訳、196頁以下
59　以下、NJW, 1775. (Anm. I. 4.) 訳、196頁から

況がさまざまであればあるほど、期待可能性という規準そのものがあいまいになるからだ。こうした状況の女性にとって妊娠継続が期待可能であるのは、「子の出産をのりこえ、責任ある母となるための機会と展望をもつとき」だけであろう。しかもこうした考慮には、「信仰の相違や都市と地方の格差など」、個別的および社会的な要因が強く作用する。そのため従前の制度の妥当性には疑いがもたれており、判決も認めるように期待可能性に関する一般的基準をあらかじめ設けることはできない。そうである以上、相談を受けたあとの女性自身による決断は、「基本的には十分に責任をもった決断」として「法秩序によって是認されなければならない」[60]。なぜなら、相談後の中絶がどのような場合も——処罰されないにせよ——違法な行為として扱われるとすれば、「相談が結果を問わないということ（Offenheit der Beratung）」の意味がそこなわれ、ひいては生命保護の効果を減じるからである。

> 「法秩序が未出生の生命に保護を与えようと望むならば、女性に責任をもった決断のための余地を認めなければならない。つまり、彼女に責任を課すだけでなく、信頼して委ねなければならない」[61]

こうした見地からすれば、「女性の最終責任」の意義も判決とは異なったものとなる。

> 「初期段階の中絶に関する女性の事実上の最終責任は、彼女が相談を受けた後である以上、女性の憲法上の地位によって要求されるものであり、保護義務はそのかぎりで限界づけられる」

60　NJW, 1776.（Anm. II. 1.）訳、198 頁
61　同所（Anm. II. 1. a.）

つまり、判決が生命保護について「過小措置の禁止」を述べたのに対し、その保護は女性の人間の尊厳による制限をもつとされる（女性に対する「過剰〔措置の〕禁止（Übermaßverbot）」[62]）。ここで言われる「女性の憲法上の地位」とは、あらゆる人間と同様に「人間の尊厳」および各基本権をもつことである。しかもここでは妊娠という全く独特な状況におけるそうした地位が問題となる。

> 「『一人のなかの二人』という独特の位置づけの問題は、基本法上、女性と胎児との単なる対置においては、近似的にも表現され得ない。むしろ彼女自身の基本法的状態は、その本性上、彼女が他の生命を宿しているために、この生命に対する責任によって共に規定されて（mitbestimmt）いる。〔しかし〕それによって、また女性が自らの人間の尊厳をもってこの生命に『対立する』ことが排除されてはいない。やはりこの二つの言明において初めて、妊娠した女性の基本法的地位と保護義務との均衡の特性が表現されるのだ」[63]

「二つの言明」とは、「共に規定されている」状態と「対立する」状態とを指している。「共に規定されている」とは、彼女が子どもと共に歩む人生を送ることを決断し、世話や教育などの義務を自分の人生の一部として受け入れることを指していると解することができる。これに対して「対立する」というのは、自分の生き方と子どもと共に生きる人生とが対立することであろう。「自らの人間の尊厳をもって」対立するとは、逆に言えば、子どもと共に生きる人生のヴィジョンを持つことができない女性に出産を強制するとすれば、それは彼女の人間としての尊厳を侵すことになる、という意味になる。多数意見が「女性には妊娠の継続か中絶かについて自らに責任をもった

---

62 NJW, 1774. (Anm. I.) 訳、194 頁
63 NJW, 1774. (Anm. I. 1.) 参考：訳、195 頁

決定が可能である」と言う場合、もっぱら胎児の生命への責任を果たすことを求めているのに対し、少数意見は女性が自らの人生を歩んでゆくための将来へのヴィジョンを強調していると解釈することができる。

この少数意見によれば、妊娠はひとつの漸進的プロセスである。妊娠初期においては、「女性と胎児とは、可能的な『犯人』と可能的な『被害者』として並び立つのではなく、妊婦の人格のなかで (in der Person der Schwangeren)、比類のない一体性を形作っている」(ebd.)。つまり、妊娠初期においては人格的に一体だとされる。その後、「胎児の成長とともに『二体性』がより強く現れる」(ebd.)。胎児に対する妊婦の責任（したがって二者の関係）を強調する多数意見に対して、この少数意見は妊娠初期における両者の「一体性」を同時に考慮すべきであると述べる。中絶するか出産するかの決断は、その女性の人生を大きく左右する。特に出産へと向かう場合には、母子が共に過ごす何十年もの時間が、ふたりの人生を刻印すると言っても過言ではない。こうした「共に規定された」あり方を考慮し、妊婦を「信頼して〔決断を〕委ねなければならない」と述べていた。胎児の生命に対する女性の責任を強調し、彼女に働きかけようとする多数意見に対して、少数意見は熟慮の上の当事者の決断に国家は介入すべきでないことを強調している。とはいえ多数意見も、国家は出産への決断を強要できないという点では少数意見と一致している。この点がその後の出生前診断をめぐる議論などに大きな影響を及ぼすことになる。

このほか少数意見においては、刑法の予防的効果に関する判決の見解が批判されている。これによれば、多数判決は「期待可能性」を規準として保持しているが、「緊急事態適応」という法的効果を伴う従前の制度とは異なり、相談規定においてその規準は「なんの〔法的〕効果ももたらさない (folgenlos)」。したがって個々の中絶を防止することはできないし、一般的な意識形成にも効果を持たないとされる。たとえば健康保険が適用されないことが人びとの「法的確信」を形成する効果をもちうるだろうか。期待されるとすればせいぜい刑法で定められることによる効果であるが、

いまではその摘発や審理の件数もゼロに近い。以前、妊娠中絶裁判があれ
ほど話題になったにもかかわらず、「1983年、1987年、1988年のアレンス
バッハ研究所によるアンケートによれば、ドイツ人の3分の2が妊娠中
絶は許されていると捉えていた」[64]。

　ベッケンフェルデ判事によるもうひとつの反対意見も、中絶が合法的で
ある場合があるにもかかわらず、相談規定によるすべての中絶に対して一
様に正当化を認めないということに向けられている。一方では「妊娠中絶
を考えている女性にこのような仕方で責任が求められ」、合法的に行為す
ることが期待されている。それにもかかわらず他方では、「すべての女性
が無差別的に不法行為者として扱われ、これに対して彼女は抗弁できない。
……これは不公平であるばかりでなく、人格としての女性たちの名誉心と
誠実さをも傷つける」[65]。

　このように1993年判決は、特に女性当事者の「最終責任」の捉え方に
おいて、判決そのものの内部に批判を抱えている。しかし同判決が、ただ
女性だけに責任を押し付けるものであるかといえば、そうとは言えない。
次には男性や国家の義務について書かれた部分を取り上げよう。

第5節　男性の責任、国家の義務

　判決要旨第9項によれば、「国家の保護義務」には、「家庭環境またはそ
の他の社会的環境が未出生の生命に対してもつ危険性」に「対抗的に働き
かける」ことが含まれる。判決は、アンケートやカウンセラーによる報告
をもとに、「中絶の原因のかなりの部分は、第一に経済的・社会的困窮に
あるのではなく、パートナー関係の問題にある」と述べる[66]。パートナー

64　NJW, 1777. (Anm. II. 2. b.)　訳、199頁
65　NJW, 1778. (2. Anm. 2. b.) 訳、203頁
66　NJW, 1764. (D. VI. 1.) 訳、187頁

や（特に妊娠した女性が未成年の場合には）女性の両親によって、子どもが「拒絶」され、中絶するよう「圧力」がかけられる場合がある。「（共同）責任（(Mit-) Verantwortung)」をもつこれらの人々が援助を拒み中絶を強要するとしたら、女性の苦境は「逃げ道がないほどに」深刻である。「法秩序はこれと対抗しなければならない」。したがって新法制では、妊娠中絶の「強要」を「とくに重大な場合」とし、「6月以上5年以下の自由刑」という厳罰をもって禁じている（刑法240条）[67]。また同様に「扶養義務の不履行」により「妊娠中絶を惹起した者は、五年以下の自由刑または罰金」が科せられる（刑法170条b）[68]。また判決は、「単身の妊娠者における社会的差別への不安」や「妊娠によって女性に生じうる教育や職業についての不利益」にも触れながら、「子どもに優しい社会（kinderfreundliche Gesellschaft)」を促進し、「家庭活動と就業活動とが相互に調和しうる基盤を創る」国家および共同体の義務にも言及している[69]。

　しかし、女性当事者の「最終責任」を強調する多数意見の姿勢は、結局のところ「望まない妊娠」を共に引き起こした男性の責任を不問に付していると言わざるを得ないだろう。沼崎一郎が言うように、これまで「孕ませる性」[70]の責任がほとんど問われてこなかった。これはドイツでも同様であろう。その原因としては、立証や訴追が難しかったこと、保護法益が胎児の生命であるために望まない妊娠の原因に目が向けられてこなかったことなどと並んで、フェミニストたちが指摘するところの男性支配の歴史における権力関係が挙げられるだろう。ただし、これまで男性が"責任をとる"といえば、妊娠した女性と結婚したり、生まれた子どもを認知したりすることであった。沼崎も指摘するように、「男の責任を追求すると、

67　「ドイツ新妊娠中絶法」、上田／浅田（訳）、「同志社法学」47巻6号、1996年、491頁
68　同490頁
69　NJW, 1755. (D. I. 3. a.) 訳、174頁
70　沼崎一郎、「〈孕ませる性〉の自己責任：中絶・避妊から問う男の性倫理」、「インパクション」第105号、1997年、86-96頁

女性は、往々にして出産を強要され、子どもとともに、〈母〉としての既存の家父長的な社会秩序に組み込まれてしまう危険性が大きい」[71]。そのためフェミニストたちも中絶に関する男性の責任を主題化することが難しかった。ドイツでは"中絶の合法化はむしろ無責任な男性を免責するものだ"という主張が、保守派の側から 1970 年代から述べられ続けてきた[72]。

これに対して革新派の側は、出産を選べば失業や経済的困窮に追い込まれるような社会の現状が中絶の背景にあるという反論を展開した。たとえば法学者の C・ロクシンは 1971 年の論文で次のように述べている。

> 「国家が〔堕胎規制によって〕女性に生成中の生命を産むべき義務を課すなら、同時に国家は、子供が人間にふさわしい条件で生き、自由に発育でき、また両親としての通常の負担を過度に越えるような重荷が両親に課せられることのないように配慮しなければならない。国家がこの条件をつくることができないのなら、国家は女性に子供の出産を期待してはならないのである。国家は、むしろ妊娠の中絶を許し、それについて自らの責任を引き受けなければならない」[73]

つまり、女性たちが妊娠中絶をせざるを得ないのは、国家や社会が"産める環境"を整えていないことにも原因があるというのである。国家がそうした環境を整える義務を果しえていない以上、妊娠した全ての女性たちに妊娠継続を期待することはできないという理屈である。

劣悪な社会環境が妊娠中絶の許容の根拠となるという主張は、「社会的適応」[74]という概念のもとで論争の的になってきた。生命保護派は言う。

71　沼崎、前掲書、88 頁

72　Lippold, op. cit., S. 117f.

73　Claus Roxin, Der Minderhaitsvorschlag des Altanativ-Entwurfs, in Jürgen Baumann (Hrsg.), *Das Abtreibungsverbot des §218 StGB – eine Vorschrift, die mehr schadet als nützt*, Luchterhand: Darmstadt und Neuwied, 1971, S. 186f.（ユルゲン・バウマン（編）『堕胎　是か非か——西ドイツ中絶自由化をめぐる論争』、中谷瑾子／人見宏（訳）、鳳舎、1977 年、165 頁）

「これほど豊かになったドイツ連邦共和国において、経済的困窮によって堕胎がなされるというのは、ひとつのスキャンダルだ」[75]。いっぽうで中絶擁護派は、社会階層による経済格差、子育てをする女性の労働社会やキャリアからの排除、母子家庭の困窮、養育費の不払いなどを挙げ、"豊かな"社会の中に厳然と存在する貧困を指摘する。そのほか、堕胎罪が中絶を抑止する実効的な手段であるか否か、「性の解放」と性教育をめぐる論争、匿名の出産（「内密出産」）や養子縁組をめぐる議論等々、さまざまな分野にわたる無数の議論が戦わされてきた[76]。

結局のところ、劣悪な社会環境を妊娠中絶の許容ないし正当化の根拠として法律に書き込むことは、現状を追認していることになり、むしろそうした欠点を改善してゆくことにこそ力を注ぐべきだという基本姿勢が取られるようになった。上述のように、妊娠中絶が問題になる場面で男性の責任を問うことは、私生活への公的権力の過度な介入を伴うだけでなく、女性の決断に対する男性からの介入やプレッシャーを惹き起こすことにつながる。出産か中絶かを女性が決断するにあたって、男性からの介入は大きな阻害要因となりうる。そのため、望まない妊娠に至った原因は男女の両方にあり、もっぱら男性側の無責任な行動によることもまれではないにもかかわらず、男性の責任を追及できないという不合理が生じる。もっとも1993年の判決は、妊娠中絶の法的取り扱いを論じているのであり、望まない妊娠に至る過程を問題にしていない。これが妊娠そのものに対する男性の責任が取り上げられない理由であり、その責任が問題になるとすれば堕胎罪ではなく強姦罪や詐欺罪、暴行罪等に関係するという認識があると思

---

74 1970年代以降の議論において、「社会的適応」という言葉は、しばしば1976年の法制における「緊急事態適応」と混同されてきた。しかしこの言葉は、上述のロクシンが言う意味、すなわち社会の側に個別の中絶を正当化する要因があるということを含意する点に、特に注意を要する。Lippold, op. cit., S. 156f.

75 Lippold, op. cit., S. 160.

76 中絶擁護派の議論をまとめて反論している生命保護派の代表的議論を挙げるなら次の論文がある。Robert Spaemann, Am Ende der Debatte um §218 StGB（1974）, in *Grenzen*, Klett-Cotta, Stuttgart, 2001, S. 352-360.

われる。仮に沼崎が言うような、「妊娠と出産に対する周到な配慮と準備なしに膣内射精を行うならば、それは男性による〈性暴力〉の行使だ」[77]という認識があったとしても、妊娠中絶との関連においては考察されてもいないのである。しかし女性の「最終責任」の強調は、すなわち妊娠継続か中絶かに関する女性当事者による最終的な決断への承認を意味しており、その決断に対する男性などによる不当な介入を退ける結果をもたらす。妊娠中絶に対する男性や社会の責任を直接には問えない構造があるからこそ、生まれてくる子どもたちに対する男性や社会の責任が強調される必要があったともいえる。女性のみに「最終責任」を押し付ける姿勢には大きな問題があるが、以上のような根拠づけが、妊娠した女性たちへの心理社会的援助（妊娠葛藤相談）の取り組みへとつながっているという点は評価できると筆者は考える。実際の妊娠葛藤相談については、次章で詳しく検討する。

第6節　"問題は女性の自己決定権ではない"
——米国ロー判決との比較

　以上では、1993年の判決において、最終的には女性本人が妊娠継続か中絶かの決断を行うということが基礎に置かれていることを見てきた。しかし私見によれば、これは米国などにおいて「自己決定権」や「プライバシー権」が持ち出される文脈とは大きく異なっている。たとえば上述の少数意見は次のように述べている。

　　「ここで問題となるのは、たんなる"女性の人格権"ではないし、また"自己決定権"の一種でもない。もしそうであれば、女性はあらためて胎児に『対立する（gegenüber）』ことになり、胎児は自分自身の一部

でもないことになるだろう」[78]

　ここで少数意見は、「一人のなかの二人」という意味での一体性を述べている。もし当の女性が──「人格権」であれ「自己決定権」であれ──何らかの「権利」を持ち出さなければならないのだとしたら、他方には胎児の「生命権」が対立し、それに対する自らの権利の優位を示さなければならない。しかし少数意見によれば、上記第4節で見たように、問題は胎児を宿している女性という一体性における「人間の尊厳」であり、胎児の権利と女性の権利との比較考量ではない。

　多数意見は「自己決定権」という言葉を出していないが、たとえ女性における人間の尊厳を引き合いに出したとしても、胎児の生命を、女性をはじめとする第三者の自由な処分に委ねることはできないと述べる[79]。この意味で、中絶に関する決断を女性の自己決定権のもとに認めることはできないという立場をとっているのであり、この点では両意見とも共通している。妊娠初期の女性は中絶に関する自己決定権をもつとした米国のロー対ウェイド判決（1973年）と比較して、いったい何が異なるのだろうか。

　ロー対ウェイド判決（以下「ロー判決」と呼ぶ）[80]の内容を具体的に検討すると、妊娠の第1三半期（妊娠第13週）までは「プライバシー権」のもとに妊娠中絶に関する女性の決定権が認められているにも関わらず、妊娠という事態はその女性の「プライバシー」の内部で完結するものではないと述べられていることが分かる。ロー判決によれば、「プライバシーの権利は……妊娠を終わらせるか否かの女性の決定を包含するのに十分なほど広範なものである」[81]。しかしすぐ後には、「すべての関係者にとって望

　78　NJW, 1775.（Anm. I. 2.）
　79　NJW, 1754.（D. I. 2. c. aa）
　80　「翻訳：人工妊娠中絶をめぐる規範の形成：Roe v. Wade（Norms on Abortion：Roe v. Wade）」、山﨑康仕（訳）、「国際文化学研究（神戸大学大学院国際文化学研究科紀要）」40、143-202頁。ただし本文における翻訳では、小椋が原文を参照して変更した部分がある。http://caselaw.findlaw.com/us-supreme-court/410/113.html（2017年3月確認）

まれない子供に関連する苦悩もあるし、心理的にまた他の点ですでに世話することができない家族に子どもをもたらすという問題がある」[82]とされる。別の個所では、「妊娠した女性が、彼女のプライバシーの内部で孤立しているということはありえない（The pregnant woman cannot be isolated in her privacy)。ヒトの子宮内で成長する子についての医学的定義を受け入れるならば、彼女は胚を、のちには胎児を身ごもっている」と言われる。

　加藤尚武によれば、「自由主義の原則は、要約すると、『①判断能力のある大人なら、②自分の生命、身体、財産にかんして、③他人に危害を及ぼさない限り、④たとえその決定が当人にとって不利益なことでも、⑤自己決定の権限を持つ』となる」[83]。ロー判決に関して問題となるのは、さしあたり②と③である。つまり、まず「胚」あるいは「胎児」が「自分の生命、身体、財産」に属するといえるのか、また妊娠の中絶または継続の決定が「他人に危害を及ぼさない」と言えるのか、あるいは胎児はここでいう「他者」に当たるのかどうかが問題である。「すべての関係者にとって望まれない子どもに関連する苦悩もある」とすれば、すでに女性の「プライバシー」の範囲を超えている。また胚または胎児の地位について、ロー判決は判断しないという立場をとっている。テキサス州が「生命は受胎で始まり、妊娠の全期間に存在しているので、州はその生命を受胎以降保護することにやむにやまれぬ利益（compelling interest）をもつ」と主張するのに対して、ロー判決は、「我々は、生命がいつ始まるのかという困難な問題を解決する必要はない」[84]と答える。判例のなかで「未出生者（the unborn）は、法律上、十全な意味での人（persons in the whole sense）と認識されたことは一度もない」[85]。そして、州が胎児の保護に「やむにやま

81　同上、173 頁
82　同上、173 頁
83　加藤尚武『現代倫理学入門』、講談社、1997 年、167 頁
84　前掲翻訳、178 頁
85　同上、179 頁

れぬ利益」をもつ時点とは、「〔子宮外での〕生存可能性（viability）」が生じる時であるとされる。「この理由は、胎児は、その時点で、母親の子宮の外で意味ある生を送る能力をおそらくもてるようになるからである」[86]。

　米国のロー判決とドイツの第2次堕胎判決とを比較すると、以下の三つの相違点を挙げることができる。

　第一に、胎児の法的地位に関して判断を留保したロー判決に対して、ドイツの判決は「人間の生命」が受胎の時点から保護に値すると言明した。その根拠に関しては第5章以降で詳しく検討するが、ドイツにおいては少なくとも「未出生の生命」を保護すべきであるということが「一般的な社会的コンセンサスを得ている」[87]ということを背景としている。争われるのは、どうすればこの目標を達することができるか、という方法の問題であって、この目標そのものの当否ではない。そこに至るまでには熾烈な議論が闘わされ、未解決の課題も多く残っているのは確かであるが、胚や胎児の生命が「保護に値する」という点に関しては社会的合意が形成されているのである。

　第二に、「プライバシー」に関する理解の相違がある。ロー判決は、出産ないし中絶が女性の「プライバシー」の範囲を超える部分があることに触れながらも、中絶の決定は女性の「プライバシー権」に含まれるとした。これに対して、ドイツの判決は胎児の「非公然性」や妊娠した女性の心理に着目しながらも、妊娠中絶が「プライバシー」に属する事柄であるとは全く考えていない。プライバシーの保護が問題になる場面があったとすれば、それは過去の裁判で女性たちの私的事情が公衆の面前に曝されたときの過酷さであろう。むしろドイツの判決は、閉じられた空間において、専門の相談員の前でだけは女性の事情が打ち明けられることを期待している。

86　同上、180頁
87　Lippold, op. cit., 15. 本論で述べた新法制成立の過程で議会に設けられた特別審議会は、1992年にさまざまな社会的団体の声明をまとめた冊子を作成した。そのタイトルが「未出生の生命の保護（Schutz des ungeborenen Lebens）」である。

もちろん相談員たちには厳しい守秘義務が課せられるので、プライバシーが守られることを前提としている。いつ、だれと、何人の子どもを持つかを決定する権利が誰にでもあることは、ドイツでも当然に受け入れられている。しかしそれは妊娠につながる性行為に関する問題であり、中絶の決断を正当化するものではないとされる。ただし国家などの権力が出産を強要したり、第三者が中絶を迫ったりすることは決して許されないとされていることは上述のとおりである。結果として妊娠した女性本人に最終的な決断が委ねられざるを得ないにせよ、それが「プライバシー」に対するあらゆる干渉を退ける「権利」に由来するとはみなされないのである。

　第三に、国家の責務に関する認識の差異を挙げることができる。ロー判決は、もろもろの個人は一定の領域において国家の介入を退けることができる権利を持つという原理（「自由」）を判決理由の前提としている。これに対して、ドイツ連邦憲法裁判所は、国家には胎児の生命権を守る義務があるとともに、妊娠した女性には国家に対して適切な援助を求める権利があるという認識に立っている。この権利は、妊娠葛藤相談や出産・育児に関する様々な支援として具現化されている。援助を求める正当性を「権利」と呼んでも、国家を含む他者の干渉を退けることが「権利」とは呼ばれないのである。ドイツ基本法に位置付けられた「人格権」は、しばしば「プライバシー権」と混同される。しかし「プライバシー権」が国家等の介入を退ける消極的な権利であるのに対し、ドイツの「人格権」は自分らしい人生を積極的に作ってゆく権利のことである。

　「そもそも権利とは何か」という大きなテーマに対して、答えを導き出すだけの用意は本書にはない。しかし上述の限りでは、ドイツ憲法裁が言う「権利」には相手方があり、果たされるべき義務が対応していると言えるだろう。ドイツの判決において、「中絶への権利」という概念は、すなわち胎児の生命に対する権利として理解されていた。しかし胎児は「生命権」の主体であり、女性の自由な処分権に帰するものではなく、国家による保護を要請する主体として解されていた。これに対して、ロー判決に示

される「プライバシー権」は、当人の自由な処分権が及ぶ領域への介入を排除する権利であり、その領域内に〈他者〉は存在しない。その権利に相手方があるとすれば、国家や周囲の第三者であるが、かれらは当の領域に介入しない——何もしない——義務を有しているのみである。ドイツの判決は、妊娠中の女性のなかに胎児という特殊な意味での〈他者〉を認め、その存在に対応する（当の女性だけでなく社会や国家の）義務を問題とするのである。

　これと関連したもうひとつのテーマは、胎児の法的な「地位（Status）」に関する問題である。ロー判決は、胎児を「十全な意味での人」とは呼べないという理由で、中絶を「プライバシー」に属する問題としてとらえた。この意味で胎児は〈他者〉ではないのである。これに対してドイツの判決は胎児を「生命権の主体」としたが、それは胎児が人間という種に属する生命体であるためであって、胎児が「十全な意味での人」と呼べるか否かという問いには一切触れていない。その問いに答えないとしても、「人間の尊厳」という観点から、少なくとも胎児は何らかの保護に値する存在であると規定することで十分とみなされているのである[88]。これは2002年のドイツ連邦議会「現代医療の法と倫理」調査委員会の答申[89]とも共通する姿勢である。この問題をきちんと論じようとすれば、経験論と観念論の関係などの哲学的問題や、いわゆる「パーソン論」と「人間の尊厳」といった倫理学的な基礎づけの問題などを論じ尽くさなければならず、憲法裁判決や審議会答申のように期限が区切られたなかで決着する問題ではない。回答を保留し、どのように胎児を保護すべきかといった実践的問題に目を向けることは、賢明な方策であろう。

88　ヨーロッパにおける「人格」概念と「人間」概念について次を参照のこと。小椋宗一郎「ヨーロッパにおける「人格」の概念史と「人間の尊厳」——いのちの始まりをめぐる論争への思想史的視座」、静岡大学哲学会（編）「文化と哲学」第 30 号、2013 年、87-104 頁
89　Enquete-Kommission „Recht und Ethik der modernen Medizin“. (Deutscher Bundestag 14. Wahlperiode) (EQ) , *Schlussbericht*, 2002, S. 12.（ドイツ連邦議会審議会答申『人間の尊厳と遺伝情報　現代医療の法と倫理（上）』、松田純（監訳）、知泉書房、2004 年）

そもそも妊娠中絶という問題は、理論上の「解決」を提示して終わることのできる問題ではない。上記判決の少数意見も次のように述べている。「立法者は、妊娠中絶の問題に対して、よりよき規制か、より悪しき規制をもってしか接近することはできない。それを『解決する』ことはできないのだ」[90]。時代を超えて社会的に取り組むべき課題として認識するならば、学問的な営みもそれに対応した思考を展開し、社会的に最大限合意可能な均衡点を求め続けるほかはない。民主的合意と社会的実践に向けられたドイツの人々の努力をこそ見るべきであろう。

90　NJW, 1774.（Anm.）

第2章

ドイツにおける「妊娠葛藤相談」について
——義務づけられた相談をめぐる諸問題

　第1章では、1990年のドイツ統一以降、旧東西両ドイツで異なっていた妊娠中絶に関する法制度が、どのような過程を経て一本化されるに至ったかを述べてきた。その際、最終的には1995年に立法化された新制度（「相談規定」）を根拠づけるにあたって、「妊娠葛藤」という概念、そして「妊娠葛藤相談（Schwangerschaftskonfliktberatung）」が重要な役割をはたしたことが示された。本章では、「妊娠葛藤相談」という制度と現状について、より詳しく報告し、そこに含まれる問題点と実践的対応について考察したい。まず第1節では、妊娠葛藤相談に関する制度の概要を紹介する。この法規定には、社会における意見対立を反映した原理上の対立が含まれている。つまりこの相談は「生命保護」を目的としているが、同時に相談は「結果を問わない」ものでなければならないとされるのである。第2節では、現場のカウンセラーの報告をもとに、この問題について検討する。第3節では、さらに中絶の心理的影響等に関する社会的議論も視野に入れ、妊娠葛藤相談の実践的意義を明らかにしたい。

第1節　妊娠葛藤相談に関するドイツの法制度

　前章で見たように、ドイツでは刑法第218a条において、母体の生命や健康への危険による中絶（医学的適応）、強姦等による妊娠の場合（犯罪適応）以外の理由で中絶処置を受ける場合の要件が定められている。つまり受胎後12週（妊娠第14週）以内の妊娠中絶は、妊娠した女性がそれを要望し、その

女性が処置の三日前までに法定の相談を受けたという証明書を持ち、医師によって処置が行なわれることを条件として、堕胎罪の「構成要件を実現しない」と規定されている（「相談規定」）[1]。この相談は「妊娠葛藤相談」と呼ばれ、ドイツ刑法219条および「妊娠葛藤法（SchKG）」に詳細が定められている。

妊娠葛藤法によれば、「妊娠葛藤相談」（第5条）は、性や生殖に関する全般的相談（「妊娠相談」）の一種であり、すべての人がそうした相談を受ける「権利」を有する。同法はまず「健康上の備えと妊娠葛藤の予防と解決」を目的とした「性啓発（Sexualaufklärung）」[2]というコンセプトを打ち出し、「すべての女性およびすべての男性は……性啓発、避妊、家族計画ならびに妊娠と直接間接に関係するすべての問題について、それを目的とした相談所で情報提供を受け相談する権利を有する」と定める。この情報提供および相談は、妊娠、出産、子育てのほか、住居、就職、職業訓練（Ausbilgung）、障害者とその家族への援助、養子縁組などを含む。これらのための中央組織として「連邦健康啓発センター」[3]を設立することが定められ、同法の理念を具体化する使命を負っている。そのためケルンにある同センターは、電話相談または相談所の仲介などのほか、調査研究（エイズや喫煙ないし臓器移植に関する調査、若者の性に関する意識調査などを含む）を行っている。各州は人口4万人に一人以上の相談員を置くことが義務づけられ、来談者が「さまざまな世界観的方向性」をもつ相談所から自分に合った所を選べるよう、自治体だけでなく民間公益法人の相談所が公

1　以下、法律の翻訳は上田健二／浅田和茂（訳）(1996)、「ドイツ新妊娠中絶法——『妊婦および家族援助法改正法』とその理由書」、『同志社法学』第246号（Vol. 47, No. 6）、473〜524頁を参考とした。

2　一般的には「性教育」と訳される言葉であるが、単に教え込む「教育」であるだけでなく、むしろ市民が知る権利を持ち、問い合わせや要求に国家が応える義務を持つことを強調する点で「啓発」と訳し分ける必要があると判断した。近代哲学の始まりを告げる「啓蒙（Aufklärung）」の概念と重なり合うことによって、知性による社会変革という意義をもつことになる。一般に医療倫理の文脈における「啓発」に関しては、単に知識を教え込むだけでなく「患者の自己責任と自己決定を高く評価」し、医療者と患者とが協力するという点が強調される（Wilhelm Korff (Hrsg.), *Lexikon der Bioethik*, Gütersloh, 1998, Art. „Aufklärung")。

3　Bundeszentrale für gesundheitliche Aufklärung. www.bzga.de

的資金（一部寄付等）によって運営されている。自治体やNGOが「妊娠葛藤相談」の事業を行うためには、国家による特別の許可が必要である。そのためには、「十分な資格」をもつ人員を確保し、さらに必要に応じて医学や法律などの専門家の参加が求められるような協力体制が整っていなければならない。たとえばニーダーザクセン州の「妊娠葛藤相談所の認可に関する条例」によると、心理学または教育学の学位をもつ職員、医師またはソーシャルワーカー、社会教育士の国家資格をもつ職員が配置され、妊娠葛藤相談に関する継続教育を受けることが条件となっている[4]。また相談所は、「実質的な関心が妊娠中絶の実施にあることが排除できないような仕方で」、中絶がおこなわれる施設と組織的および経済的に結びついてはならないと定められている。さらに、来談者の匿名性が確保されるような仕方での記録と官庁への報告が義務付けられている。

　ドイツ刑法219条第1項には、「妊娠葛藤相談」の法的性質が定められている。これによると、妊娠葛藤相談の目的は「生まれる前の生命の保護に奉仕する」ことである。そのため、「女性を妊娠の継続へと勇気づけ、子どもと共に生きる彼女の人生の見通しを開くための努力」を旨とし、「彼女が責任ある良心的な決断をするための手助けをしなければならない」。そして当事者の女性が決断をする際には、彼女に次のような妊娠中絶の法的意義が意識されていなければならないとされる。

　　「産まれる前の生命は、妊娠の全段階において彼女に対しても
　　自分自身の生きる権利を持っている。それゆえ法秩序にしたがっ
　　て妊娠中絶が考慮の対象となるのは、妊娠を継続することによっ

4　www.recht-niedersachsen.de/24200/202,38382,3.htm （2008年3月確認）
　こうしたカウンセラーの資格は、おおむね博士課程修了程度で医師と同等の「心理療法士」とは別物である。以前は学士号をもつ人が多かった（もっともドイツでの大学卒業は日本よりもはるかに難しい）が、最近は日本でいう修士号取得者程度の人が就くことが多くなっているようだ。たとえばルール大学の「臨床心理」マスター・コースでは修了後の進路のひとつとして妊娠葛藤相談が挙げられている。コラム『「心理社会的相談」とは何か』を参照のこと。

てその女性に期待しうる犠牲の限界を超えるほどの重大かつ異常
な負担が生じる例外状況においてのみである」

　妊娠葛藤相談には、こうした胎児の生命権の意義を伝えることが期待さ
れている。また相談は、「助言と援助により、妊娠とのかかわりで生じて
いる葛藤状態の克服、緊急事態への対処に貢献しなければならない」。
　相談の性格についてもうひとつ見ておくべき条文は、妊娠葛藤法第5条
第1項である。

　　「刑法第219条に基づいて必要な相談は、結果を問わないかたちで行わ
　　れなければならない。相談は女性の責任から出発する。相談は、励まし
　　かつ理解を呼び起こすものでなければならず、教導したり言いなりにし
　　たりしてはならない。妊娠葛藤相談は、未出生の生命の保護に奉仕する」

　ここでのキーワードは、「結果を問わない（ergebnisoffen）」という言葉で
ある。そもそも「相談（Beratung）」は自発的な対話であって、何らかの決定
へと誘導するといったことはその本質に反する。むしろ、それぞれの女性に
は自ら責任をもった決断が可能であるという前提のもとでのみ、さまざまな
プライベートな問題についても話し合うことができ、葛藤を起こしている諸
問題の解決を模索することができる。これがこの制度のコンセプトである。

第2節　妊娠葛藤相談における困難
──『強制された相談』

　前節で述べた法律の文言において、妊娠葛藤相談の性格を表す二
つのキーワードは、生命保護という「目的に向けられていること
（Zielorientiertheit）」、そして、相談を通じて女性が下す決断について
「結果を問わないこと（Ergebnisoffenheit）」であった[5]。しかし以下で見

るように、これら二つの原則が相談実務にもたらす困難が指摘されている。つまり、「生命保護」という目的に向けて努力することは、その目的が達せられたかという「結果を問う」ことにならないのかどうか。また、「励ましかつ理解を呼び起こす」とは、生命の大切さを説き出産へと励ますことなのだとすれば、「教導（Belehren）」や「言いなりにすること（Bevormundung）」との違いはどこにあるのか。そもそも「相談」は来談者の自発性を基礎としているが、中絶処置の３日前までに相談所を訪れることは法的に強制されており、相談所を訪れる女性たちは「教導や言いなり」への不安を抱いている。

　この問題については、すでに『強制された相談』と題された論文集が出版されている。以下では、ダルムシュタットにある相談所「プロ・ファミリア」で長年カウンセラーを務めるノーマ・スクロッホに対する編者ケットナーによるインタビューを取り上げたい。

　スクロッホは、上述の刑法219条について次のように言う。

　　　「だれかがカウンセラーとして、こうした法的責務を、こんな平板な仕
　　　方で女性たちに知らせるとしたら、相談における全ての扉をはじめから
　　　閉ざしてしまうことになるでしょう」[6]

　この「扉」は、開かれた対話へと続いている。しかし、法律文書を読み上げるような仕方では、そうした対話は成り立たないと言うのである。まったくの他人であるカウンセラーに極めて個人的なことを話すのであるから、抵抗感があってもおかしくはない。ところがスクロッホが言うには、「そこにはまだ少なくとも率直さ（Offenheit）の余地が可能的に残されて

　5　Sabine Demel, Frauenfeindliche Bevormundung oder Freigabeschein zum Töten, Stimmen der Zeit, Bd. 215, 1997, S. 89. S. auch NJW, S. 1760.
　6　Matthias Kettner, Beratung als Zwang, Campus: Frankfurt a.M., 1998, S. 49

いる」。「通常の場合」には、女性たちはまずひとりで決定に達し、そのことをパートナーや周囲の人びとに話して決心を固め、その時点で相談所を訪れる。そうしたとき重要なことは、「できる限り自由さを保つ」ことだという。女性たちがその決定をした根拠について、もういちど他人に話す機会を「ふさわしい仕方で提供する」ことが問題となると述べる。

> 「それは極めて率直で友好的な形でだけ行うことが可能です。また、女性たちがそうしたくないときには、それを受け容れることも重要です。つまり彼女らが自分たちで決定を下し、知らない誰かとそれについて話し合おうとは思わない場合です」(Op.cit., 50)

ところがスクロッホによると、来談者たちは「彼女らの決断をもう一度誰かと共に見つめなおそうとする比較的大きな心の準備をもちあわせている」。性に関する個人的事柄であることを考えれば、これは「驚くべき経験」だとされる。

これに対してケットナーは、来談者には二つのタイプがあるということなのか、と問う。つまり、すでに中絶を決めしまっており「法律で決められた儀式」として相談を受けに来る人々と、その決定をもう一度考え直してみようとする人々のタイプである。スクロッホは、「それはあまりに極端だ」と答える。

> 「それは毎回、とても緊張した、極めて微妙なプロセスなのです。初めの状況では打ち解けない閉じた印象、ひとつの明確な決断という印象を与える女性が相談にやってきます。それにもかかわらず、時として非常に集中的な対話になります——カウンセラーの側から押し付けがましくなることなしに、です」(Op. cit., 51)

こうした対話は、パートナーや周囲の人々の圧力、そして国家ないし法

律の干渉を注意深く取り除くカウンセラーの努力を通じて可能となるのであり、法的正義を押し付けるような姿勢は、対話への扉さえも閉ざしてしまう。そのため、1995年に成立した新法制は、第三者（医師）による「適応」の確認という手続きを廃止し、事実上の最終決定を当事者の女性に委ねている。そこに挿しはさまれた相談は、スクロッホの見解によれば、直接的には、その女性が自分自身の決定について理解を深め、「その女性の自律性を強める」（Op. cit., 58）ことへ向けられている。

　これについてケットナーは、あえて次のように問いかける。そうした相談が法的に義務付けられているのだとすれば、それは「自律への強制」ではないか、と（Op. cit., 59）。これに対してスクロッホは次のように答える。

　　　「それ〔自律を強制するという矛盾〕は確かに、多くの場合、解決不可
　　能です。相談への強制は、女性が自律的に決断できないということを最
　　初から前提しています。そこで私達は、この任務を私達にとって次のよ
　　うに定義しようとしています。私達はこの相談を提供することを通じて、
　　その女性が自律を強めることを助けているのだ、と。しかし私達は、基
　　本的に女性の自律を否認するような枠の中で活動しています。これは私
　　達にとって当然明らかです。だからそれは、おそらくひとつの転倒した
　　行為なのです」（Op. cit., 59）

　ここで言われる「転倒」とは、相談所を訪れることが強制されているような制度的枠組みの中で、来談者たちの自律性を強める手助けをするということである。これを受けてケットナーが言うには、「法律はまさに一つの矛盾を命じている。何かへと強制しながら、それがまさに自律化であるべきだというのだ」。しかしスクロッホは、たしかに矛盾をふくむものであっても、実践不可能だとは捉えていない。

　　　「皮肉に言うなら、生命保護の側にとっても女性の自己決定権の側にと

っても、これはまさに議論の破綻だと言えるでしょう。わたしは、この矛盾したありようをいつもただ嘆くだけということには反対です。そうではなく、それが相談においてどのような自由の余地を開くのかをも見ることのほうが重要だと思います」（Op. cit., 60）

スクロッホは、「統制への熱狂（Regelwut）」に浮かされたような細かい法規定が実務上の困難をもたらしていることを付け加えながら、しかし現行制度の枠内においてであっても業務を続けてゆくことに熱意を示している。次のコメントは、それがどのようにして可能かということの一端を示しているように思われる。

「ええ、わたしは相談という状況の中で、たいていこの矛盾のことを話します。わたしの前に座っている女性が自発的に来ているわけではないこと、そして立法者の考えのことも話します。それが良い仕方でおこなわれたときには、このことを話題にしたことは明確さをもたらしてくれますし、多くの場合にはとても開かれた対話への道を実際に開いてくれます。たしかに全ての場合ではありませんが、そのこともまた受容されなければなりません」（Op. cit., 60）

ここからは、彼女の率直な姿勢を読み取ることができるだろう。「立法者の考え」、すなわち生命保護について、法律の文章ではなく自分の言葉で語ること。それが「明確さ（Klarheit）」をもたらすとされる。当事者の女性は、ごまかしなく妊娠という事実を見つめることによって、自分を取り巻く状況についても率直に語ることができるという。このことは、当事者の女性とカウンセラーの努力によっては、強制的相談という制度自体に含まれる矛盾が乗り越えられうることを示しているといえよう。ハンブルクの「家族計画センター」で相談業務に携わるマリナ・クノップフは、筆者（小椋）からの質問に対して次のように答えている（2004年4月）。

（筆者）「カウンセリングが法的に義務づけられているということが、カウンセリングにとって障害となるということはありえますか？」

　（M.クノップフ）「カウンセリングの法的な義務づけは、わたしたちの目から見て、事実として障害をもたらしているように思われます。信頼に満ちた対話の基礎は、むしろカウンセリングを受けるか受けないかを女性が自由に決定することによって与えられる、と、わたしたちは考えています。彼女らは、妊娠を継続するように操作されたり圧力をかけられたりするのではないか、と恐れています。それで私たちは、カウンセリングでの対話の最初に、妊娠した女性たちの不安や恐れを取り除くことに努めることがよくあります。彼女たちの妊娠中絶への理由が受け入れられたと思われて初めて、信頼に満ちた対話の基礎ができます」

　（筆者）「（妊娠葛藤法第5条の意味での）対話と協力に対して、全く拒否的にふるまう女性はいますか？　また、およそどれくらい多くの女性でしょうか？」

　（クノップフ）「上記のような理由で、多くの女性（正確な数は把握しておりません）は、最初にはさしあたり静観的または不安げで、あるいは明らかに拒否的なまでに冷ややかな態度の方もいらっしゃいます。しかしたいていは、恐怖感を取り除いて率直な対話を可能とすることに成功します。その結果、クライアントの質問やその事情について話し合うことができます」

　やはりここからも、相談の義務的性格が対話に困難をもたらしていること、しかし来談者とカウンセラー双方の努力によって、その困難は克服される可能性があることを見ることができる。しかし、相談に来た女性たちが「不安や恐れ」を感じ、「さしあたり静観的」あるいは「明らかに拒否的なまでに冷ややかな」態度をとる理由は、ただ相談が義務づけられているからなのであろうか。次節では、社会的背景をふまえながらこの問題について見てゆきたい。

第3節　中絶と心のケア

　クノップフらは、妊娠葛藤相談の経験と中絶後の女性たちへのインタビューを一冊の本にまとめている[7]。長年相談に携わっているクノップフの目から見ると、「ますます多くの女性たちが、自分自身の感じ方や感情をもはや信じなくなっている」ように映るという（Op. cit., 4）。その原因の一つは、「堕胎問題についての激しい政治的論争」である。その影響は、世間の言葉の使い方にもあらわれているとされる。

　　「もはや胎児（Embryo）ではなく、未出生の子ども（das ungeborene Kind）について語られます。そして中絶を望むすべての女性には『妊娠葛藤』が憶測されます。……とくに心的苦痛は確信的に脚色されています。これらの危険によって喚起される興奮は、女性たちを苦痛から守ったり、彼女たちを支えたりすることは全くなく、ただ不安を生むことに役立つだけです」（Op. cit., 4）

　女性の心理に対する妊娠中絶の影響に関する評価は、極めて困難である。たとえば米国では、1987 年、レーガン大統領によって中絶の影響に関する調査が命じられたが、その結果は当時公表されなかった[8]。その報告草案の内容は、1989 年になって議会公聴会において明らかとなったが、責任者のＣ・Ｅ・クープによれば「中絶が中絶後症候群を引き起こすか否かの仮説を裏付けるには、データが不十分であった」[9]。ここには科学的な誠実さを見ることもできるが、その背景には"科学"の衣をまとって争われるイデオロギー対立がある。女性の心理的健康に対する中絶の危険性

7　Marina Knopf/Elfie Mayer/Elsbeth Meyer, Traulich und befreit zugleich, Hamburg, 1995.

8　荻野美穂『中絶論争とアメリカ社会』、岩波書店、2001 年、113 頁

9　Post, Stephen G.（ed.）, Encyclopedia of bioethics, New York, vol. 1., 2004, p. 4.

を強調する "医学的知見" は、さまざまな政治的プロパガンダに用いられるだけではない。荻野美穂によれば、中絶をおこなうクリニックと紛らわしい名前を付けた施設が 80 年代以降多数登場し、「中絶を求めてそこを訪れた女性に妊娠検査をした後、中絶反対のヴィデオや血まみれの中絶胎児の写真を見せる、中絶が如何に危険であるかという話をする」などして、中絶をやめるよう説得しているという[10]。「中絶後症候群（post abortion syndrome)」という概念がこうした強要の手段であるとすれば、荻野が括弧つきで用いていることもうなずける。

　ドイツでは、激しい対立にもかかわらず、集団的詐欺や暴力ではなく政治的ないし社会的議論によって進められてきた。なかには誹謗中傷や陰湿な妨害などがあったにせよ、正面から公共的議論がなされたことは一定程度評価できるだろう。しかし、仮に「妊娠葛藤」「中絶後症候群」などの言葉が、中絶による心理的障害の危険性を「誇張」するものであるとすれば、それは女性たちがその葛藤を克服してゆくことを支えるのに役立たないばかりか、いたずらに不安に陥れるだけだとクノップフらは主張するのである。

> 「一般の思い込みや現行の法律も、次のことを前提としています。つまり、中絶を決めるどの女性も、決定のまえに妊娠葛藤を経験する、あるいは本来経験すべきである、と。現実においては、これはあきらかに違います」(Knopf., op. cit., S. 11-12)

　たしかに刑法 219 条は、相談に「彼女が責任ある良心的な決断をする手助け」を求めており、これは女性たちがまだ「決断」に至っていないことを想定しているように読める。また前節では、この条文をそのまま読み上

10　荻野、前掲書、121 頁

げるような仕方では相談は成り立たないとされていた。「期待可能な犠牲の限界」とはいったい何であるのか、一般の女性たちには理解不能であろう。この限界を具体化し、要件を列挙したカタログとして明確化しようという試みは、法律などの専門家たちのあいだで熱心に行われてきたが、「客観化不可能性」という壁に阻まれてことごとく失敗してきた[11]。それぞれの当事者の極めて多様な事情によって「期待可能な限界」は全く異なるからである。このことは前章で見た1993年のドイツ憲法裁判決においても認められていた[12]。そのため同判決は「妊娠葛藤」いう概念によって抽象的に一般化する手法をとり、「妊娠初期の女性にさまざまに見られる特殊な心理状態」[13]において生じる期待と不安の葛藤として捉える。しかしこのかぎりでは、相談に来る女性たちに対して一般的に心理的な不安定状態を前提している、あるいは彼女たちを一般に不法非難にさらしていると理解される可能性を排除できない[14]。

　相談の実際に即して考察しよう。クノップフらによる事後数週から数年の時点でのインタビュー記録から、3人の女性の言葉を挙げる。まず、30歳のタクシー運転手で、インタビューの4週間前に中絶手術を受けたマルレーネ（仮名）は次のように言う。

　　　「あらゆることの中で私の唯一の問題は、新しい法律だったわ。ひとが
　　　私に中絶をさせないのではないかが大きな不安だった。子どもをもつか
　　　どうかは、私にとって問題にもならない。だって私は子どもをもつこと
　　　を望まないから」(Op. cit., S. 36)

11　Michael W. Lippold, *Schwangerschaftsabbruch in der Bundesrepublik Deutschland*, Leipzig, 2000, S. 169.
12　NJW 1771.（E. V. 5. a. bb.）「もろもろの緊急事態はきわめて多様であり、妊娠継続の期待不可能性という観点において、その重点は個別ケースのもろもろの状況に大きく依存している。典型的でない場合の型をもはや捉えられないかもしれないという代償を払ってのみ、適応の存在に関する或る特定の捉え方に至ることが可能であろう」
13　NJW 1754.（D. I. 3. c. aa.）訳、173頁
14　NJW 1778ff. 訳、201頁以下

このように言うマルレーネに対して、カウンセラーはさしあたり傾聴に徹するほかはない。しかし傾聴することによって、彼女の人生観と厳しい「現実」とが語られている。彼女は公的扶助による手術費用の給付を受けるために、福祉事務所で申請している（Op. cit., S. 36）[15]。「でもそれは純粋に手続き的なことでした」。彼女は中絶を正当化するために経済的理由をもちだそうとせず、自分の意志で決めたと言う。それは自分の状況を現実的に眺めた末の決断であり、あとで心を整理するためにも役に立ったと語っている。

　　　「私はただ、慰めの芝居を必要としていただけ。ひとはそこに立ち続け
　　　なければならないのよ。慰めは要らない。なぜなら、わたしはこんなに
　　　貧乏で、堕胎しなければならないのだから。ただの慰めにすぎないのよ。
　　　だって私はこんなに貧乏で、自力で医者へ行って堕胎することもできな
　　　いのだから」（Op. cit., S. 37）

　現実的には、「慰め」は彼女の状況を何も変えてくれない。それはただの「芝居」にすぎない。しかし彼女は、パートナーや看護師たちが優しく接してくれたことが、彼女にはとても貴重だったと言っている。それは「たんなる慰め」だったかもしれないが、それでも彼女は慰めを必要としていた。

15　第1章第3節で見たように、相談規定にもとづく中絶に対して公的健康保険を給付することは許されていないが、「経済的に困窮」している場合には一定の収入基準のもとで「公的扶助」を支給することには問題ないとされる。実際には、とりわけ東ドイツの諸州ではほとんどの中絶処置が公費によって賄われているとされ、近年ではその基準の厳格化が取りざたされている。2006年6月29日のZDFニュースによれば、「ザクセンとチューリンゲン〔旧東ドイツの2州〕は、中絶費用支払いのための所得限度を月300ユーロ減らして月662ユーロとしたい意向だ。〔ザクセン州大臣の〕オロスによれば、それらの州は申請者の収入状況をよりよくチェックすることが緊要だと捉えている。現在、それらの州は、すべての中絶のおよそ90％に対して支払いを行なっている。本当にすべてのサービス受給者が〔金銭的に〕困っているのかには疑問がある。この〔所得限度を減らす〕提案は、バイエルンとノルトライン・ヴェストファーレンによっても支持されている」（http://www.heute.de/ZDFheute/inhalt/19/0,3672,3950643,00.html）

「いずれにせよ私にとって助けになったのは、いつも現実をありのまま
に見ること。このことを道徳にすりかえないようにしたの。家族は素晴
らしいし子どもを持つことも素敵だと考える人は、頭の中でときどきす
ごく変なことを考えるものよ。でも再び私の足が地についたとき、わた
しはそれを望まないし、できないし、したくもないということが分かっ
たわ」(Ebd.)

　マルレーネが子どもを望まない理由は、彼女の生き方に深く根ざしてい
ると同時に、また周囲の状況とも大きく関わっている。子どもを望まない
ということを決然とした態度で述べると同時に、深刻な葛藤に巻き込まれ
てもいる。彼女の場合、「妊娠葛藤」とは、心理的葛藤であるよりもむし
ろ実存的あるいは現実的葛藤だと言えるだろう。そうした葛藤状況が妊娠
中絶という経験そのものにも影響を及していると思われる。中絶手術は、
麻酔をしたにもかかわらず「恐ろしく痛かった」と彼女は言う。

　　「気絶したかったけど、しなかった。それが残念」(Ebd.)

　彼女は、「手術が終わったとき、ほんとうにほっとした」という (Ob.
cit., S. 38)。パートナーが迎えに来てくれ、彼女が1〜2日寝ているあいだ
世話をしてくれた。深夜になってやっと痛みがおさまったそうだ。
　さてつぎに、中絶について思い悩んだ人の例として、ソニヤ (仮名、35
歳既婚、インタビューの6週間前に中絶を経験) を挙げたい。彼女の言葉では、
その様子が次のように語られている。

　　「妊娠したとわかった瞬間から中絶のときまで、私の中には大きな分裂
　がありました。私の心は大きく引き裂かれてしまって、ひどいもので
　した。そんな経験は、それまで全くありません。ふつうなら、いろいろ考
　えたあげくには一つの決断に行き着くのだけれど、今回ばかりはそれが

正しいか間違っているか、最後の瞬間まで考えました。感情からすれば子どもが欲しかったのです。でも頭と経験から判断すれば、私は子どもを望んでいませんでした。そこに折り合いをつけるのは、私にとって本当に難しいことでした」[16]。

　彼女にとっての「分裂」とは、子供がほしいという「感情」と、子供を望んでいない「判断」との分裂である。すでにソニヤは12歳の男の子の母親であり、「息子がどういうふうに育ってきたか長く観察してきた」。そのために、まえに息子を身ごもったときでさえも感じなかったような「特別な結びつき」を感じたという。これは、妊娠を続ければもう一人の子どもが育ってゆくということを、一つの可能的現実として、ありありと感じたということだろう。しかし彼女にとって重要だったのは、将来生まれる可能性のある子どもとの精神的な結びつきであって、生物としての胎児ではなかった。というのも、彼女が「吸引されたもの」を見たとき、「そこには特に見るべきものもありませんでした」と語っているからである。
　このとき彼女は、やっと息子が手を離れて再び仕事をはじめ、それが再び「自意識」を与えてくれていた矢先だったと言う。「自分自身のために稼ぐことは、自然とまた自意識を与えてくれました」。しかし彼女自身の事情だけが決断の要因だと言うことはできない。なぜなら、そこには夫の態度が大きな要素として語られているからである。

　　「夫はこう言いました。『きみが子どもを欲しいなら、僕はノーとは言わない。でもほんとは、僕は望んでいないんだ。もうひとり子どもができたときの騒々しさと、僕の仕事のキツさを考えたらね。僕が仕事から帰ってきたら君はイライラしてるだろう。一日じゅう子どもと一緒に過ごしたんだから。それとも君はストレスをためるかもしれない。きっと子どもはか

16　Knopf, op. cit., S. 40.

わいいだろうけどね』。彼は私にボールをパスしました。僕は協力してあげるだろうけど、決めるのは君だというふうに」（Ob. cit., S. 39.）

　ソニヤは、妊娠したことは二人の責任であるはずなのに「まるで私だけに責任があるみたい」に感じたという。また彼女の夫は、子どもができた場合には「協力する」と言うが、ソニヤの話しぶりからは、主に彼女が子育ての責任を負わなければならないと感じていることが分かる。「夫が喜んでくれたとしたら、それは私の選択にも強く影響したでしょう」。

　社会学者ケヒャーも、アンケート結果の傾向を次のように指摘している。

　　　「女性自身がすぐに中絶を決めた場合——これが多数派である——パートナーとの対話は最終的決定にわずかに影響するにすぎない。それに対して女性がその子どもを産むかどうか決めかねており、その可能性を真剣に検討している場合には、パートナーが鍵をにぎる立場となる」[17]

　この指摘をソニヤの話とつき合わせてみれば、女性の決断に対して男性の態度がいかに微妙かつ重大な影響を及ぼしているかが明らかであろう。クノップフは、「妊娠中絶は、しばしばパートナー関係の試金石（Nagelprobe）になります」[18]と述べている。つまり中絶という事件をきっかけとして関係の破綻が明るみに出る場合も少なくないが、しかしまたお互いに関係を問い直すことによって絆を深める機会にもなりうるという。

17　Renate Köcher, Schwangerschaftsabbruch - betroffene Frauen berichten, in Aus Politik und Zeitgeschichte B 14, 1990, S. 37. 1993 年の連邦憲法裁判決は、同論文などを参照しながら、「父親など妊娠に対して同じく責任を負う者」、そして家族や社会的周囲の責任を強調し、「刑罰を備えた行動命令ないし禁止が不可欠」だとしている（NJW, S. 1764.（D. VI. 1-2.）訳 187 頁）。これにしたがって、中絶の強要、あるいは扶養義務の不履行によって「妊娠中絶を惹起した者」に対しては、重い刑罰が定められていることは前章で述べたとおりである。

18　Knopf, op. cit., S. 15.

この話からは、単にプライベートな問題だけでなく、女性にとっての職業と家庭の両立の難しさ、男性の育児不参加など、社会的な問題が浮かび上がってくる。

　もう一つの例は、10年前に中絶を経験したクラウディア（仮名、39歳、舞台芸術家）である。彼女が中絶の2年ほどあとに妊娠したとき、カウンセラーの言葉が大きな役割を果たしたそうだ。

　　「カウンセラーが私にこう言ったのをまだ覚えてる。『あなたは懸念を抱いているけれど、その顔はとても輝いていますよ。ひとには、あなたが子供をほしがっているように見えるでしょう』。話し合いから帰ってきたとき、突然、全部明らかになった。まるで、張りぼて人形のように作り上げた障害が、すべて崩れ落ちてしまったみたい」（Op. cit., 56）

　インタビューの時点で、彼女は7歳の娘と一緒に暮らしている。二度目に妊娠するまえ、「子供を持つことについて、とても真剣に考えていた」と言う。彼女はそのほかにもさまざまな事情を語っており、子どもを産むには彼女なりの時機と準備が必要であったことがわかる。クノップフは、出産と中絶の両方を経験した女性に、出産のときの決断が中絶のときとどのように違うかを尋ねているが、「何人かは、この決断は中絶のときの決断と同じくらい難しかったと感じています」（Op. cit., 22）。第1節で見たように、法律上、カウンセラーはこうした難しい決断へと女性たちを「励ます」とされている。しかし以上からは、それぞれの女性の事情や感じ方を無視して、むやみに出産へと「励ます」といった仕方では、そもそも相談が成り立たないことが分かる。1993年の連邦憲法裁判決に付された反対意見においては、次のように言われていた。

　　「法秩序が生まれる前の生命に保護を与えようと望むならば、女性に責任ある決断ための余地を認めなければならない。つまり、彼女に責任を

課すだけでなく、信頼して委ねなければならない」[19]

　相談の実情を見る限り、基本的態度として「信頼して委ねる」という姿勢が不可欠であろう。しかし「妊娠葛藤相談」をめぐっては、それが結果的にどの程度「生命保護」に結びついているのか、そして判決に述べられたこの制度の「観察および事後改善義務」[20]などに関して議論が続いている。上野千鶴子は、制度成立当初、こうしたドイツの妊娠葛藤相談が「運用次第で、女性にとってどこまでも抑圧的なものになりうる」[21]と指摘しているが、実際にはまさにその抑圧性を取り除こうとするカウンセラーたちの努力によって成り立っているといえよう。

19　NJW 1776.（Anm. II. 1. a）
20　NJW 1757.（D. II. 5. b）
21　上野千鶴子／綿貫礼子〔編〕（1996）『リプロダクティブ・ヘルスと環境』、工作舎、184 頁

　ドイツにおいて妊娠中絶や出生前診断などが議論される場合、しばしば「心理社会的相談」という言葉を目にする。それは多くの場合に妊娠葛藤相談を指すが、第4章で報告するように、出生前診断に関する医師による相談を指すこともある。近年、ドイツだけではなく中部ヨーロッパ各国において、また生殖医療だけでなく他の医療分野や教育・職業選択などに関して、心理社会的相談が果たすべき役割が強調されるようになった。しかし日本では、この言葉になじみがない、あるいは別の文脈で捉えられてしまうため、その意義が簡単に見過ごされてしまう傾向がある。ここでは「心理社会的相談」という概念について整理したい。

　まず日本で「心理社会的」という言葉がどのように使われているのかを見てみよう。

　心理学の事典類を開くと、「社会心理」は頻出しても、「心理社会」はほとんど出てこないことに驚く。この言葉がよく用いられるのは、社会福祉学と医学においてである。

　『エンサイクロペディア社会福祉学』では、代表的な6種の「ソーシャルワークのアプローチ」の最初に、「心理社会的アプローチ」が挙げられている。その起源は「ケースワークを最初に体系化したリッチモンドにまでさかのぼることができ……診断派と機能派の統合・折衷の時期を経て、ホリス（Hollis, F.）が『ケースワーク：心理社会的療法』（1964年）において、心理社会的アプローチの理論的枠組みを確立した」[1]とされる。「心理社会的アプローチは臨床ソーシャルワークとも呼ばれ、現在でも重要な理論アプローチとなっている」（同）。

　リッチモンドによれば、「ソーシャル・ケース・ワークは人間と社会環境と

---

[1]　中村優一（ら監修）『エンサイクロペディア社会福祉学』、中央法規、2007年、664頁。ただし原文中の次の出典を省略した。「Casework: A Psychosocial Therapy. Random House Inc., 1964.（本出祐之他訳『ケースワーク：心理社会的療法』、岩崎学術出版社、1966）」

の間を個別に、意識的に調整することを通してパーソナリティを発達させる諸過程からなり立っている」[2]。人々が抱える諸問題は個人と社会環境の両方あるいはその関係性に由来するので、「ワーカーは個人の異常に関してと同様に環境の異常に関しても専心し、そのどちらも無視することができない」(同)。しかし1920年代になると、第一次大戦後の好景気の影響などから、貧困は過去のものと考える風潮さえ起ってきた[3]。貧困に陥るとすれば、もっぱら個人の適応におけるトラブルが原因であり、それらは人間関係や心理の問題であるという見方が広がった。それとともにケースワークは心理療法に接近することになる。ケースワークにフロイトの精神分析理論を応用した立場が「診断主義」と呼ばれ、ランクの意思心理学をもとにした「機能主義」と対立しながら、個人の心理的な問題に焦点をあてる傾向が続いた。1929年からの世界恐慌により、大量失業と貧困の深刻化への対応を迫られ、1935年には米国で社会保障法が成立した。これによって貧困の救助は公的責任のもとに行われることとなった半面、ケースワークを担ってきたキリスト教系慈善団体などの私的福祉機関は、経済的援助よりも人間関係や適応の問題に集中することが可能になり、それを活路として新たな発展をめざしたとされる[4]。しかし1960年代の社会問題の深刻化などを背景として、「問題解決アプローチ」を提示したパールマンなどによって、ソーシャルワークの心理主義的傾向が批判された。上記のホリスは、診断主義の流れをくみながらも、「状況のなかの人(person-in-his-situation)」に注目することによって、個人のパーソナリティの病理への傾斜を

2　メアリー・E・リッチモンド『ソーシャル・ケース・ワークとは何か』、小松源助(訳)、中央法規、1991年
3　大塚久雄(ら編著)『ソーシャル・ケースワーク論』、ミネルヴァ書房、1994年、68頁以下；社会福祉士養成講座編集委員会(編)『相談援助の基盤と専門職(第3版)』、中央法規、2015年、70頁以下など参照
4　大塚久雄、同上、69頁

修正したとされる。家族・職場・コミュニティといった社会環境（状況）と、個人（の心理）とは、相互作用によって一つの全体をなしている。したがってそれらの両面を考慮し、両面に働きかける必要があるというのである。今日では、問題を引き起こす原因を突き止めて治療を施すといった「医学モデル」ではなく、個人と環境の相互関係と全体性を視野に入れた「生活モデル」を基礎とすることがソーシャルワークの基本的な考え方となっている。またホリスがその理論を継続して発展させてゆく中で、一貫して心理的サポート（「持続的支持」）を重視し、その方法を理論化したことも大きな影響を与えている[5]。このように社会福祉学において「心理社会的」という概念は、主に米国におけるソーシャルワークの理論と実践の展開を背景として、重要な位置づけを得るに至っている。

　つぎに医学の分野において「心理社会的」という概念がどのような文脈で用いられるかを見てみよう。『メンタルヘルス事典』によれば、「身体疾患と心理社会的因子の関係は、虚血性心疾患においてもっともよく研究されてきた」[6]。虚血性心疾患とは狭心症や心筋梗塞のことであるが、1950年代後半の研究において、この病気になりやすい人の性格的な特徴などが「タイプA行動パターン」と名付けられた。このパターンは、「①自ら選んだ、しかししばしば漠然とした目標を達成しようという欲求が強い。……②競争心が非常に強い。③常に周囲から高く評価されることを望み、出世欲が強い」などを内容とし、そうした特徴が相対的に少ないものは「タイプB行動パターン」と呼ばれた（同

5　ホリス『ケースワーク：心理社会的療法』、本出祐之（ほか訳）、岩崎学術出版社、1966年、101-108頁参照。金子絵里乃「ソーシャルワーク理論の再考――フローレンス・ホリスの研究の変遷を辿る」、法政大学現代福祉学部「現代福祉研究」7、2007年、161-192頁。特に169頁と186頁表3を参照のこと。
6　上里一郎ら監修『メンタルヘルス事典』、同朋舎、2000年、511頁
7　高久史麿（ら監修）『ステッドマン医学大辞典（第5版）』、メジカルビュー、2002年

512 頁）。このほか、「敵意性」や「社会的孤立」、「仕事の要求度」などを指して、「心理社会的因子」と呼ばれている。『ステッドマン医学大辞典（第 5 版）』[7] によれば、psychosocial は「心理・社会的の（心理学的視点および社会的視点を含むことについていう。例えば、年齢、教育、結婚、血縁に関する点など）」という意味である。論文検索すると、精神疾患や糖尿病、腰痛など様々な疾患にわたって「心理社会的因子」が報告され、また特にがん患者に対する「心理社会的ケア」「心理社会的サポート」について盛んに論じられる。

　さて、本書が扱う現代中部ヨーロッパの「心理社会的相談（psychosoziale Beratung）」に目を向けよう。ドイツ語の Beratung は、日本語の「相談」と同じく、身近な人に関心事を打ち明けて助言を得ることなどを含む一般的な言葉である。しかし「心理社会的相談」は、スイス相談協会によれば、「相談技術と分野専門性において資格をもつ人（beraterisch und fachspezifisch qualifizierte Personen）」[8] によって行われる相談を指すとされる。このことが一般の人々にはなかなか理解されない事情があるため、スイスではこの団体が心理社会的相談の資格と実施に関する基準を定めているという。その基準は、「自己能力と人格性の発達」「社会的能力」「専門能力と相談技能」[9] にまとめられ、抽象的な説明が加えられているが、加入申請の様式などからみると個人の学歴や資格、団体の加入要件や実績などから個別に判断される方法が取られているようである。というのも、心理社会的相談は、「育児、性、生活上の困難の克服（Lebensbewältigung）、教育、文化的問題・移民、健康、紛争（Konflikten）、別居・離婚、債務など」に関わり、基本的な相談技能について

8　Schweizerische Gesellschaft für Beratung, Psychosoziale Beratung, 2011. https://www.sgfb.ch/images/pdf/40d.pdf（2017 年 12 月確認）
9　Schweizerische Gesellschaft für Beratung, Kernkompetenzen der Beraterinnen SGfB und Berater SGfB, 2014.　https://www.sgfb.ch/images/pdf/11d.pdf（2018 年 2 月確認）

はともかく、各分野で必要とされる様々な知識・技能について、画一的な基準を設定することができないからである。

　スイス相談協会によれば、中部ヨーロッパで相談が行われるようになったのは1920年代であり、とりわけ若者の職業選択をサポートする教師たちの活動に発しているという。その後、子育てや夫婦関係に関する相談がなされるようになり、1960年代からはさらに広範な課題について、たとえばドラッグやアルコール中毒、暴力や虐待、ホームレス、死別による悲嘆などに関する相談が提供されるようになった。その過程で心理臨床の知見が取り入れられたプロセスについて、次のように述べられている。

　　　「心理社会的相談は、クライアントが問題を抱える領域に関して必要
　　　な知識を持つ専門家によって行われた。健康相談は介助者らによって、
　　　教育相談は教育者らによって、夫婦や家族の相談はソーシャルワーカー
　　　らによって引き受けられた。これらの職業集団は、それぞれの分野の専
　　　門能力に加えて、相談に関連する知識や技能を用い始めた。かれらは、
　　　人間関係およびコミュニケーション・教育・変化のプロセスを形成する
　　　ために役立つ新しい心理学および教育学の知識を、それぞれの専門の相
　　　談的業務に転用した。1920年代からはA・アドラーを、1940年代から
　　　はC・ロジャースを、という具合である」[10]

　このように、中部ヨーロッパにおける「心理社会的相談」は、様々な対人援助職に心理学の知見を活かそうとしてきた長年の努力の上に成り立っており、現代では心理学的知識と相談技能の水準を保障する機能を果たす概念になっている。

10　Schweizerische Gesellschaft für Beratung, Psychosoziale Beratung, 2011, S. 3.

米国におけるソーシャルワークの歴史と、中部ヨーロッパにおける心理社会的相談の経緯とに共通するのは、心理職以外の対人援助職、つまりソーシャルワーカーや教師、家族相談や妊娠葛藤相談の担当者などが、自らの相談業務に心理学の知見を積極的に取り入れようとしたということである。また中部ヨーロッパの心理社会的相談は、医療とは一線を画すという意味でも米国や日本の社会福祉学の方法と共通している。スイス相談協会によれば、「医療や心理療法とは違い、治療を目指すのではなく、さまざまな領域における能力の開発を目指して支援を提供する。そのため心理社会的相談は、クライエントの問題を、葛藤したり目指す方向を失ってしまったりする経験と、それらの問題を解決するという視点から眺めるのであり、病気概念の視点から眺めるのではない」[11]。様々な対人援助の領域において、心理学の知見を活かして問題解決を図るコミュニケーションの実践が「心理社会的相談」と呼ばれ、医療の視点から病気の治療を目指すアプローチとは明確に区別される。

　妊娠中絶や生殖医療に関わる諸問題について議論する場合においても、それぞれの当事者が本当に自ら納得できる決断をするためには、単なる情報提供ではなく「カウンセリング」を通じた心理社会的なサポートが重要であるということが認められてきている。しかしその際、とりわけ医療関係者においては、「心理学的視点および社会的視点を含むこと」といった漠然とした理解のもとに、当事者のパーソナリティを考慮した丁寧な説明と対話というほどの意味しか持たないことがある。新しい生命をめぐる重大な決断に関する「カウンセリング」すなわち心理社会的相談は、以上のような歴史を持ち、高い専門性が要求される実践であるということが理解されなければならない

11　Op. cit., S. 5.

第3章
日本における妊娠相談とその問題点

　「はじめに」で紹介したように、中絶体験を告白する日本のウェブサイトには苦渋と悲嘆が満ち溢れており、ときには自傷他害行為への関連が暗示される。妊娠中絶の経験が当事者におよぼす心理的負担は決して軽視されるべきではない。しかしまた第2章で触れたように、中絶の心理的リスクを「誇張」して中絶反対や厳罰化の論拠として用いる言説が、欧米では繰り返し現れたことを忘れるべきでもない。時代や地域、個人の人格性や状況などによって様々に異なる問題に向き合うことが必要である。

　第3章では、以上で検討したドイツの妊娠葛藤相談が、日本の現状に即してどのような意義をもちうるかを考えてゆきたい。そのためにまず第1節では、近年、日本でも政策的に位置づけられるようになった「妊娠相談事業」の経緯についてまとめる。第2節では、日本の妊娠相談の現状についての情報を集め、妊娠葛藤と中絶に関してどのような役割を果たしているかに着目する。第3節では、ドイツの妊娠葛藤相談が日本の社会制度にどのような示唆を与えうるかについて検討する。

第1節　日本における妊娠相談の経緯
——子ども虐待防止をめざして

　以下に述べるように、日本における妊娠相談の取り組みは、子ども虐待防止に向けた取り組みから派生的に生じたものである。

　1990年代、日本では子ども虐待防止策の実効化に向けた機運が高まり

をみせた[1]。メディアによる報道や民間団体による防止活動が活発化し、94年には「子どもの権利条約」に批准したこともあって、2000年に新しい児童虐待防止法が制定された。この法律によって子ども虐待には身体的虐待や性的虐待だけでなく、ネグレクトや心理的虐待も含まれることが明示された。これらは、虐待が子どもの心理的発達を阻害することに対して、一般的関心を高める役割を果たしたといえよう。2003年の同法改正では、児童の前でDVが行われることも虐待とみなされるようになり、また市民には虐待を受けたと「思われる」場合にも通報義務があるとされた。2005年には、毎年繰り返される子ども虐待死の報道を背景として、国の社会保障審議会による検証がなされ始めた[2]。

　虐待死亡事例数の推移をみると、2005年の24例（25人）から2009年の115例（142人）へと増加。その後、60〜80例台で推移している。2015年度の子ども虐待による死亡84人（72例）のうち、23人（27.3%）は「予期しない妊娠／計画していない妊娠」を背景としていた。これは「若年（10代）妊娠」（15人（17.9%））や「喫煙の常習」（7例（8.3%））などよりも高い関連要因である。また、「母子健康手帳の未発行」は11人（13.1%）、「妊婦検診未受診」19人（22.6%）であり、これらは0歳0日で殺された15人――しばしば自宅や公衆便所などで分娩されそのまま殺害される――へと結びついたおそれがある。

　2011年7月、厚生労働省は「妊娠期からの妊娠・出産・子育て等に係る相談体制の整備について」などの通知により、市町村の女性相談機関や保健所、児童相談所のほか、産婦人科医療機関とも連携する形で、「妊娠等について悩みを抱える者」[3]のための相談体制を整備することを求めた。

1　児童虐待防止全国ネットワーク「児童虐待防止法制度」https://www.orangeribbon.jp/about/child/institution.php（2017年10月確認）
2　社会保障審議会児童部会児童虐待等要保護事例の検証に関する専門委員会「子ども虐待による死亡事例等の検証結果等について（第12次報告）」、2016年
3　厚生労働省「妊娠期からの妊娠・出産・子育て等に係る相談体制の整備について」、2011年

これに関わる「連携体制の整備について」という文書では、望まない妊娠と子ども虐待との関わりについて次のように書かれている[4]。

　　「望まない妊娠は児童虐待のリスクであり、また人工妊娠中絶を経験した女性の約 1/3 は人工妊娠中絶を複数回受けており[5]、望まない妊娠を繰り返していると考えられる。そのため、産科医療機関においては、人工妊娠中絶を受けた女性に対して、特に留意して、適切な避妊指導等を行うことが望ましい」

　ここで参照されている竹田省らの研究報告書には、次のように書かれている。

　　「〔2010 年に行われたアンケート調査（有効回答数 1540 人（男性 671 人、女性 869 人））において〕これまでに人工妊娠中絶の手術を受けたことが『ある』という女性は 15.5％。そのうち 35.6％が中絶を繰り返していた」[6]

　同報告書は、「反復中絶経験のある女性の特徴」として、子どもの頃の家庭環境や、喫煙・飲酒などの生活習慣に問題を抱えており、また性教育や避妊教育の学習機会が奪われている可能性を挙げている。「中学校の頃の家庭」について尋ねたところ、「楽しくなかった」と答えた人の割合は、「中絶経験なし」群では 23.4％、「中絶経験 1 回のみ」群では 34.9％、「反復中絶経験あり」群では 40.4％であった[7]。同様に、「両親の離婚経験」が

4　厚生労働省雇用均等・児童家庭局総務課長／母子保健課長「妊娠・出産・育児期に養育支援を特に必要とする家庭に係る保健・医療・福祉の連携体制の整備について」、2011 年
5　〔原注〕平成 22 年度厚生労働科学研究費補助金（成育疾患克服等次世代育成基盤研究事業）「望まない妊娠防止対策に関する総合的研究」（主任研究者：竹田省順天堂大学医学部産科婦人科学講座教授）
6　同上、「平成 22 年度　総括研究報告書」、15 頁
7　同上、29 頁

ある人は、12.7％、14.9％、29.8％。「自傷行為（リストカットなど）の経
験」が「ある」と答えた人は、4.8％、14.9％、29.8％。タバコを「習慣的
に吸っている」人の割合は、13.0％、26.7％、54.2％。一週間の飲酒量が
「一合以上」の人は、18.8％、25.9％、41.7％。最終学歴が「中学校卒業」
と答えた人は、7.7％、8.2％、18.8％であった。

　従来、子ども虐待は、出産した女性とその周囲の人々に関する問題だと
みなされ、中絶の場合には子どもを産まないのだから関係がないと思われ
てきた。しかし若いときに中絶を経験する女性たちの多くは、将来におい
て子どもを持ちたいという希望をもっている。中絶に結び付いた様々な問
題を放置したまま再び妊娠し、出産に至った場合には、子ども虐待に関す
るリスク要因となる。厚生労働省が、「各関係機関が十分連携を図りなが
ら継続して切れ目のない援助を行うこと」[8]が重要であるという認識に達
したのは、そのためだと考えてよいだろう。同省は相談体制等の整備を求
めるにあたって次のように呼びかけている。「相談者は、『妊娠を周囲に知
られたくない』、『出産する費用がない』、『育児に自信がない』等といった
多岐にわたる悩みを抱えている」。そのため、「相談者が匿名を希望した場
合であっても相談に十分応じること」、「相談者の悩みに応じて適切な相談
機関に相談を繋ぐこと」、「関係団体やNPO法人などが実施している相談
事業も必要に応じて活用し、対応可能な相談機関に確実に相談を繋げるこ
と」に留意すべきであるとされる。

第2節　日本における「妊娠相談事業」の現状と問題点

　厚生労働省が各自治体などに実施を求めた「妊娠相談事業」は、上述の
ように「妊娠等について悩みを抱える者」[9]を対象としており、中絶の決

8　厚生労働省「妊娠期からの妊娠・出産・子育て等に係る相談体制の整備について」、2011年、2頁
9　同上、1頁

断に傾いている人を含む女性たちに相談援助を提供する意図をもっている。各自治体の取り組みに関しては今のところ断片的な情報しか得られていないが、本節では、まず現行制度上の難点について考察し、つぎに妊娠相談の現状について考察する。さらに、この事業に呼応して始められた産婦人科病院での取り組みについて検討する。

　「各関係機関」の連携を求めた厚生労働省による上記の文書は、それぞれの機関が果たすべき役割について詳細に述べている。ところがこれらについて検討すると、主に妊娠中絶をめぐって葛藤を抱える女性たちへの援助は、制度的な"穴"のなかに落ち込んでいるように見える。

　まず各地の「女性健康支援センター」には、「平成23年度から、特に妊娠に悩む者に対する専任相談員を配置することができる。……また、相談を受けるに当たっては、医学面のみならず、心理・社会・経済面など総合的に配慮し、適切に他機関との連携を図ることが必要とされている」。しかし女性健康支援センターは、あくまで女性たちの「健康」を目的とするので、各地の同センターの広報を見る限りでは（下記参照）、それ自体は身体的なリスクが少ない中絶処置に大きな関心を向けていないようである。つぎに保健所や保険センターによる妊娠相談は「母子保健法」に、児童相談所は「児童福祉法」に基づくため、すでに生まれた子どもがいる場合か、出産後の養育困難が予想される場合以外は、積極的な関与は想定されていない。婦人相談所は「売春防止法」および「配偶者からの暴力の防止及び被害者の保護に関する法律」に基づくので、本人が中絶を考えている原因が売春やDVに直接関わらないとすれば、介入の法的根拠および相談の専門性が確保されているとは言い難い[10]。福祉事務所は、生活保護や出産扶助に関する相談事務等を担当するが、たとえば出産すれば失業し貧困状態に転落することが予想される状態に対して、有効な手段は持ち合わせていない（出産する前には、まだ貧困状態に陥っていないため）。このように、中絶をめぐる葛藤を抱える女性たちに対しては、あらゆる社会的援助制度が背を向けるのである。

各地の女性健康支援センターや保健センターのホームページを開くと、不妊やメンタルヘルス、婦人科系疾患や更年期障害などとならんで、「妊娠」あるいは「妊娠出産」に関する相談を受け付けると書いてあるページがほとんどである。ちょうど中絶処置のために産婦人科医院を訪れた女性が、出産を控えた女性たちと隣り合わせることで気まずさを感じるように、中絶を考えている女性たちを遠ざけているのではないだろうか。例外的に、熊本と大分の女性健康支援センターが配布している広報カードには、「妊娠したかもしれない……」「思いがけない妊娠で困っている」場合の相談を受け付ける旨が記されている[11]。静岡県では「妊娠SOS」、東京都では「妊娠相談ほっとライン」が民間委託の形で開設されている。その他、「円ブリオ基金センター」[12]や「ベアホープ」[13]といったキリスト教の背景を持つ民間団体などが、望まない妊娠に関する相談に取り組んでいる。

　公的および民間のこれらの団体が、どのような相談活動を行っているか

10　佐藤恵子「DV 防止法制定に伴う婦人保護事業の変容：A 県婦人相談所における変化を中心に」、「青森保健大雑誌」11，2010，93 - 102 頁によれば、A 県婦人相談所は、DV を中心として女性たちが抱える様々な問題への取り組みを積極的に行っている。しかしその切り口は、やはり夫などからの暴力を主として、そのほかに借金などの経済的問題へと対応範囲を広げる努力をしているのが現状である（96 頁、表5 参照）。佐藤も述べるように、今後、「女性に対する総合的支援機関」（98 頁）として業務を拡大し、望まない妊娠や中絶といった切り口からも心理社会的支援を提供できるようにすることが望ましい。

　　武藤裕子「婦人保護施設の存在意義と今後：利用者の変化をとおして」、「国立女性教育会館研究紀要」9、2005 年によれば、「2002 年〔DV 法施行〕以前、〔東京都のある婦人保護施設に〕20・30 歳代で新規入所する女性の多くは、妊娠や出産を契機とする場合が多かった。自分自身で働いて、生活をかろうじて維持してきた女性が、妊娠・出産を機に生活を保てなくなっての施設利用が多かった。しかしここ数年では、妊娠や出産をしていない20・30 歳代の女性が増えている」（91 頁）。大都市の婦人保護施設は、妊娠や出産によって困窮した女性たちの緊急避難の受け皿となってきたことが記されている。しかし、「潜在的入所者数はより多く、施設が満杯状態なため入所を断らざるをえなかったケースも筆者の目にしただけでも数事例あったことを付け加えておく」（同）とあるように、ニーズを満たすには程遠い現状がある。まして本稿が主張するように、妊娠葛藤を抱える女性たち全般を対象として心理社会的援助を提供するとすれば、緊急避難先としての婦人保護施設にも大幅な拡充が求められることになるだろう。

11　厚生労働省「女性健康支援センターの取組事例集」、年代不明。（http://www.mhlw.go.jp/file/06-Seisakujouhou-11900000-Koyoukintoujidoukateikyoku/h26jksc.pdf（2017 年 9 月確認））

12　円ブリオ基金・センターホームページ https://www.embryokikin.com/（2017 年 9 月確認）

13　ベアホープ・ホームページ　http://barehope.org/（2017 年 9 月確認）

は研究上明らかでない。ただし社会学者の白井千晶が、結果的に特別養子縁組で子を託した女性たちにインタビュー調査を行ったところ、次のような声が聴かれている。

> 「ネットで地元の妊娠SOSを見たけどメールフォームがあって送るだけで、返信で母子手当や生活保護、出産一時金がありますといわれただけだった。風俗の寮を出なければならなくなって、首をくくるつもりで民間団体に相談したら真剣に心配してくれて逆に驚いた」[14]

「民間団体」とは、養子あっせん事業者のことである。彼女の場合、自分の住民票も本籍もどこにあるかわからない。また家賃を滞納して夜逃げした経験があるため、薬をかがされたうえでレイプされて妊娠させられたにもかかわらず、警察にも役所にも行けなかったという。住民票がないので母子手帳もとれず、生活保護も受けられないと思っている。さらに彼女は、病院の対応について次のように言っている。

> 「中絶の斡旋をすることになるからと、中期中絶をしている病院は紹介してくれなかった。電話帳で片っ端からかけたけど、もともと受診している人しか対応しない、産めばいい、生活保護をとればいい、母子手当もある、なんで避妊をしなかった、産むしかない、うちでは中絶をやっていない、といわれた」(同上)

客観的事実を確かめることはできないが、これが彼女から見た「現実」であることは否定できない。彼女にとって行政機関は、援助を期待できるどころか、追及を受ける不安の源でしかない。「妊娠SOS」と名乗りなが

14　白井、前掲論文、69頁

ら詳しい事情を聴くこともなく本人にとって無用な情報を返した、あるいは中絶について相談された病院の担当者が「産めばいい、生活保護をとればいい、母子手当もある」などといった言葉を投げつけたとすれば、社会的ネグレクトとも呼ぶべき一種の暴力と感じられるだろう。

　繰り返しになるが、以上は、ある人が各相談機関や病院などの対応について感じたこと、つまり主観的な意味での「現実」であり、事柄の客観性を問うべき性質のものではない。しかし、中絶に関して期限の限られた進行中の妊娠という場面において、ある言葉なり情報なりが当事者の感じ方にどのような影響を及ぼすかについて、極めて慎重な配慮を要することに注意する必要がある。

　さて、厚生労働省が 2011 年に提示した「妊娠相談事業」に対して、日本産婦人科医会がどのように対応したかを追ってみよう。同年 10 月には、「妊娠等について悩まれている方のための相談援助事業連携マニュアル」[15] を作成し配布している。そこには、おもにハイリスクとされる「特定妊婦」[16] を発見（スクリーニング）し、福祉事務所や児童相談所等の関係機関に「情報提供」するための手順が示されている。具体的には、初診、受付、診察、妊娠経過中、分娩、産後等の各時期における「チェックリスト」が作成され、たとえば初診時には、住所や職業、夫（パートナー）の情報、家族構成や帰省先、流産や中絶などを含む妊娠歴、精神科受診を含む既往歴、支援者の有無、経済的状況等を訊ねることとされている。診察時のチェックリストには、「DV 被害を思わせる外傷」や「精神性疾患」、「知的障害」などの有無のほか、「妊婦健診で胎児の状況に関心が少ない、逆に過度の関心を示す」といった項目が並んでいる。さらに妊娠経過中と分娩時に「エジンバ

15　日本産婦人科医会「妊娠等について悩まれている方のための相談援助事業連携マニュアル（改訂版）」、http://www.jaog.or.jp/wp/wp-content/uploads/2013/03/jaogmanual.pdf（2017年9月確認）
16　児童福祉法第6条の3第5項によれば、「特定妊婦」とは「出産後の養育について出産前において支援を行うことが特に必要と認められる妊婦」とされる。

ラ産後うつ病質問票（EPDS）」による心理検査をそれぞれ行うこととされる。

　同マニュアルには、「ハイリスク症例を発見した時の対応」として、「それとなく声をかけることが重要で、信頼関係の構築や話しやすい環境を整備することを心掛けましょう……何を求めているか聞く姿勢『一緒に対応していく姿勢』を示すことが重要です」[17] というように、心理的援助の姿勢を説く内容も含まれている。しかし、あくまでも通常の診察に付随した形での対応であり、場所と時間と労力を割いて心理社会的相談を行うことが求められているわけではない。日本産婦人科医会の木下勝之会長（当時）は、「『望まない妊娠』に寄り添い、不幸な結果を防ぐことができるのは産婦人科医であると考え」[18]、相談事業とマニュアル作成に取り組んだと述べている。たしかに産婦人科病院において、妊婦の精神的不調その他のリスクに注意を払うことは非常に重要であり、虐待防止への貢献も期待される。ただし、院内の「安心母と子の委員会」のスタッフとして想定されているのは医師、看護師、事務員などであり、臨床心理の専門的教育を受けた人員の配置などについてはどこにも触れられていない。果たして多忙な産婦人科医や看護師らに十分な対応ができるのかは疑問であり、ドイツの妊娠葛藤相談の態勢と比較すると格段の差があると言わざるを得ない。また、ハイリスクの妊婦を「発見」し、虐待を「予防」するという医学的発想、そして関係行政機関へと「情報提供」し「見守る」という発想は、「発見」される妊婦の側から見れば、プライバシーを「暴かれ」、「監視」の対象となるという不安と表裏一体のものである。こうした不安を取り除くためには、まずは医療倫理の基本に立ち返って、医師や看護師には守秘義務があること、ただしハイリスクの兆候が見られた場合には法令に基づいて関係機関に伝えるが、それは保健師や児童福祉司をはじめとした公的機関の援助を届けるためであることなどを分かりやすく説明することが必

17　日本産婦人科医会、前掲書、24 ページ
18　同書、7 ページ

要であろう（患者の権利に関するWMAリスボン宣言第8項参照）。

　こうした取り組みは一定の評価を得るべきであるが、中絶を意図して訪れる女性たちをほとんど想定していない点は問題であり、また「相談」と呼べるものを提供するためには専門スタッフと設備——そのためには声が漏れない小部屋と専門職員のデスクを用意するだけで充分である——が別に必要であることが理解されるべきであろう[19]。また他の報告では、「妊娠中に精神的スクリーニングを実施している施設はわずか11％であった」[20]とされ、この「マニュアル」に沿った対応がなかなか広まらない現状もみられる。

第3節　ドイツの妊娠葛藤相談が示唆するもの

　以上では日本における「妊娠相談事業」の経緯と現状、問題点について述べてきた。本節では、第一に、両国における違いにも関わらず日本においても「望まない妊娠」に関する相談に取り組む必要があること、第二に特に病院内でのカウンセリングに関して考慮すべきこと、第三に社会的援助の在り方という面でドイツの妊娠葛藤相談が日本に与えうる示唆について考察しよう。

　上記のように日本の「相談援助事業」の目的が主に子ども虐待防止であるのに対し、ドイツの妊娠葛藤相談の目的は胎児の生命の保護にあるという違いがある。しかし、胎児が出産を経て子どもへと成長するという〈存在の同一性〉[21]の観点、そして中絶に終わるにせよ出産に至るにせよ

19　産婦人科医の佐藤郁夫も「中絶を実施する各医療施設で、カウンセリング専門のスタッフをおく」ことを提案している。佐藤郁夫「人工妊娠中絶後の心のケアの在り方に関する研究」、「平成15年度厚生労働科学研究（子ども家庭総合研究事業）報告書（第6／11）」、2003年、24頁
20　杉下佳文「妊娠中からの子ども虐待予防とスクリーニング」、「母子保健情報」67、2013年、59-60頁
21　「存在の同一性」概念について次を参照のこと。小椋宗一郎「着床前診断をめぐる最近の議論について——2011年のドイツ倫理評議会答申における「同一性」概念を参考に」、静岡哲学会「文化と哲学」第33号、2016年、31-51頁

葛藤を抱える女性たちを援助すべきであるという観点から見ると、両者が取り組むべき事柄は重なっている。厚生労働省の通達にもみられたように、(仮に胎児の生命保護を考慮の外に置き) 子ども虐待の防止だけを考えたとしても、中絶に関連して心理社会的相談を行うことは非常に重要であるといえる。なぜなら、現時点での中絶処置によって胎児の生命が失われることは事実であるが、その原因となっている葛藤をそのままにしておくならば、将来における繰り返しの中絶だけでなく、子ども虐待にもつながる要因となるからだ[22]。生まれた子どもは、最悪の場合、親から引き離して乳児院などで保護することが可能である。しかし幼少期に養育者が変わることは、子どもの発達を阻害するリスク要因となることが従来から指摘されている (「アタッチメント障害」)[23]。そのような事態を未然に防ぐためには、妊娠期からの切れ目のない支援が必要であるが、その妊娠に至る以前に、産み育てる環境を整えておくこともまた重要である。

　日本産婦人科医会の木下会長 (当時) は、次のように述べている。「最大の問題は、『望まない妊娠をした女性』は、産婦人科診療所や、病院の相談窓口を訪れることが極めて少ないこと」である[24]。第1節でみたように、0歳0日の赤子を分娩直後に殺害してしまった女性のほとんどは、母子健康手帳ももらわず妊婦検診も受診していなかった。仮に彼女たちに中絶を考えた時期があり、病院にコンタクトをとっていたとすれば、その機会を捉えることは極めて重要であったことだろう。それ以外の場合においても、「望まない妊娠」が子ども虐待にとって最大の関連要因であること

22　子ども虐待の背景には家庭の葛藤状況が存在していることがほとんどである。たとえば埼玉県所沢児童相談所の藤井東治によれば、児童虐待13事例の加害者について分析したところ、単身の1名を除く12例中10例は「喧嘩が絶えないなど何らかの葛藤状況が継続していて夫婦関係は緊張している」。(藤井東治「児童虐待にみる「望まない妊娠の結果生まれた児」をめぐる問題」、林謙治 (編)「望まない妊娠等の防止に関する研究 (厚生省心身障害研究　平成6年度研究報告書)」、1995年、239ページ。http://www.niph.go.jp/wadai/mhlw/ssh_1994_08.htm (2008年2月確認))

23　庄司純一 (ら編)『アタッチメント』、明石書店、2008年

24　日本産婦人科医会、前掲書、7ページ

を考慮するならば、中絶を考えて産婦人科病院を訪れる女性たちに対し、標準的に心理社会的援助を行うことが、繰り返しての妊娠中絶だけでなく、将来の出産後の子ども虐待の防止に貢献することが期待される。白井千晶は、妊娠中に起こる様々な出来事に応じて、中絶と出産、自分で育てることと養子に出すことなどについて様々な思いを巡らせるさまを「プロセス性」と表現している[25]。ひとくちに「望まない妊娠」と言っても、妊娠した時点では結婚するつもりだった相手と別れたり、経済的その他の事情で産めないと思っていても産みたいという思いが募っていったりするなど、極めて多様な要因が、時間とともに係り合いを変えながら問題状況を形作る。ゆえに白井は「望児性はプロセスの中にある」と述べる。いったんは中絶を考えても、その後思い直して出産に至ることも決してまれではない。しかし中絶を考えるもとになった苦境は、何の対策も講じないうちに出産あるいは次の妊娠を迎えたとしても解消されないのである。

　第二に、望まない妊娠および中絶に関する心理的相談の在り方について述べる。日本における中絶に関する専門的な心理的相談の実践については、管見の限り、東京都にあるまつしま病院の長谷瑠美子の報告[26]以外に見当たらない。これに対して、ドイツでは本章で取り上げた書籍のほか相談員による何冊かの報告[27]もあり、また大学での教育課程用および現職の研修用のテキストなどによって、妊娠葛藤相談に関するノウハウが蓄積され続けている。

25　白井千晶「妊娠葛藤・子の養育困難にある女性の養子に出す意思決定プロセスと公的福祉：特別養子縁組で子を託す女性の語りから」、「和光大学現代人間学部紀要」第7号、2014年、71頁。
26　長谷瑠美子「中絶前後のカウンセリング」、「助産雑誌」57（3）、2003年、14-17ページ。中絶後の看護に関しては、大久保美穂「人工妊娠中絶をした女性のケア——看護・助産職の調査から」、齋藤由紀子（編）『母体保護法とわたしたち』、明石書店、2002年、123-139頁などがあるが、患者よりもむしろ看護者が抱える葛藤がテーマ化されている。
27　Elsbeth Meyer/Susanne v. Paczensky/Renate Sadrozinski, Das hätte nicht noch mal passieren dürfen! - Wiederholte Schwangerschaftsabbrüche und was dahintersteckt, Frankfurt a. M, Fischer, 1990.
　　Susanne v. Paczensky, Gemischte Gefühle - von Frauen, die ungewollt schwanger sind, Beck, München, 1987.

コラム「『心理社会的相談』とは何か」で紹介したように、中部ヨーロッパで一般に「心理社会的相談」と呼ばれるのは、担当者の相談技能や心理学的および社会的な知識などに関して一定の水準が保証されたものである。なかでもドイツの「妊娠葛藤相談」に関しては、第2章でみたように、相談所が国によって認可され、州の規則によって相談員の資格や研修義務などが定められている。このような相談が、医学的な「治療」とは原理的に区別される方法論をもつことは、同所で述べたとおりである。

上述のように日本では医師や看護師による取り組みが促されているが、医療者という立場から心理社会的相談に取り組むことは困難である。その傍証として、勝又里織（看護学）が中絶に関わる看護者を対象として行った調査の報告を挙げることができる[28]。これによれば、看護者たちが中絶処置の看護の際に留意しているのは、「①可能な限り待たせない」、「②安全を第一に考える」、「③術者が心地よい空間を提供する」、そして「④距離を置いて接する」ことであったとされる。中絶処置を受ける女性たちは、看護者に対して「安全の確保や苦痛を取り除くなど、身体面へのケアや気遣いをする」ことを第一に求めていたという。また分娩や出産後の看護の場合は、「本日、担当する助産師（看護師）の○○です」などと自己紹介するのがふつうであるのに対し、中絶処置の場合には名乗ることはなかったとされる。勝又は、「看護者が中絶をする女性と距離を置くことは、女性にとって詮索をされるのではないかという不安を持たずに済む」と述べている。女性たちにとって医師や看護師らは医療処置を担当する人々であって、相談したい立場の相手ではないということを、看護者たちは敏感に感じ取っていることが窺える。患者たちは、なにか問題を持ち出せば中絶処置をしてくれないかもしれないと恐れているのである。心理面あるいは周囲の人間関係、経済的事情などにおいて大きな困難を抱えていても、「医

28　勝又里織「人工妊娠中絶術を受ける女性と看護者のやりとりの場面に焦点を当てた看護に関する研究：研究成果報告書」、2011-2013年度科学研究費助成事業（課題番号23792657）

療」の側の人々には相談しにくい。そうした困難の解決へと踏み出すには、「医療」とは区別された立場に立ち、心理的および社会的な専門知識を持つ援助者が、ぜひとも必要である。

第三に、ドイツの妊娠葛藤相談に学ぶことができることを、心理社会的相談としての質保証という観点から述べる。第2章でも触れたように、ドイツの妊娠葛藤法第9条には、相談所の認可の条件として次のような項目が挙げられている[29]。

1. 人物的にも専門的にも十分な資格があり、数の上からも十分な人員を用いることができ、
2. 相談の実施のために必要な場合には、短期的に、医学、専門医学、心理学、社会教育学、ソーシャルワーク、法学を修めた専門家の参加を求めうることが確保されており、
3. 母と子のための公的および私的な諸援助を保障しているすべての部所と協働しており、かつ、
4. 相談施設の実質的な関心が妊娠中絶の実施にあることが排除できないような仕方で、妊娠中絶が実施される施設と、組織的または経済的利害関係によって結びついていないこと。

まず第1～2項には、直接の相談担当者が必ずしも専門家である必要はないが、必要に応じて各分野の専門家の参加を求めることができる態勢を整えるべきことが書かれている。ただし、妊娠葛藤相談に関して「人物的にも専門的にも十分な資格がある」者は、おのずと限られる。1970年代に妊娠葛藤相談が始まったころには聖職者などが担当するケースも見られ

29　上田健二／浅田和茂（訳）「ドイツ新妊娠中絶法——「妊婦および家族援助法改正法」とその理由書」、「同志社法学」第246号（47巻6号）、1996年、484-485頁。ただし小椋が原文を参照して修正。

たが、現在ではほとんどの相談所で心理学又は社会教育学の学位をもつ人が担当している（そのほとんどは女性である）。第3項には、たとえば市役所や州政府、キリスト教系の社会福祉団体、障害者やその親の自助団体などと「協働」すべき旨が記されている。定期的に関連団体と共同で会議や報告会を開いたり、メッセに広報のためのブースを出したりするなど、それぞれの相談所ごとに努力している。第4項は、中絶処置を行うクリニックが、儲けのために相談所を利用することなどを抑止するための規定であるが、結果的に、「医療」とは区別された立場から葛藤相談を実施することによって、相談する人々がより率直に事情を語りやすい環境を作るために役立っているといえよう。

　さて、日本の事情に即して妊娠葛藤相談を推進するには、次のような改善が必要であると私は考える。

1. 各産婦人科病院に、心理社会的相談の専任担当者を配置すること。
2. 各自治体の保健所や女性健康支援センターなどに関して、厚生労働省からの通知という形ではなく、きちんと法令に書き込む形で「望まない妊娠に関する相談」を受け付ける旨を明らかにすること。
3. 心理社会的相談としての「質」を担保するための基準（担当者の資格要件および研修義務など）を設け、実効的に運用すること。
4. 病院や自治体、関係機関の相談担当者、心理職および法律や社会福祉などの専門家、障害者やその親の団体、および地域の私的慈善団体などのネットワークを確立すること。

　まず1と2に関しては、ドイツのような独立の妊娠葛藤相談所を設立することが難しいという前提で、現存の社会資源を活用するために考えられる方策である。病院内であっても、独立した専門職として相談員を配置するならば、立場的に区別されうる。また「望まない妊娠」だけでなく、第2部で見るように、出生前診断や不妊治療などに関して、医学的説明とは

区別された心理社会的相談を担当する専門職が切実に求められており、それらを兼務することが可能である。2で法令上の位置づけが求められる理由は、上述のように、関係機関における「望まない妊娠」に関する相談の位置づけの曖昧さが、取り組みを阻害しているからである。3に関しては二つのねらいがある。まず病院や公的機関における相談担当者に関して、心理社会的相談としての「質」の担保が必要である。つぎに、自治体から委託を受けた民間団体を排除する必要はないが、そこでの相談は専門的な水準を満たす必要があり、さらには社会的な脆弱さを抱えた女性たちに付け込むような、相談の名を借りた利益追求などを規制するねらいがある。4に関しては、上述の「連携体制の整備について」において「関係機関」として挙げられているのは、「市町村」「医療機関」「都道府県」のみであり、心理職や社会福祉士などの職業団体、社会福祉団体および障害者団体等の位置づけが欠けていることを指摘したい。

　望まない妊娠に苦しむ女性たち、胎児の生命、そして出生後の子どもたちの健康と幸福のために、各方面からの取り組みが強く要請される。

第4章
世界における妊娠中絶

　ここでは世界における妊娠中絶の現状に目を向けたい。開発途上国を中心として、「安全でない中絶」が女性たちの生命と健康を深く蝕んでいる。そうした過酷な状況から目を背けるならば、いわゆる「先進諸国」の枠内でしか通用しない狭い議論になってしまうだろう。

　以下で述べるように、世界には医療機関における安全な処置を受けられない人々が数多く居る。その背景として、第一に貧困、第二に厳格な法規制、第三に女性に対する暴力や性行為の強要等を許容する文化の問題を挙げるべきである。

　こうした「世界」の問題と、中絶処置の安全性が確保された先進諸国における問題とは「質」が異なることは言うまでもない。しかし世界の状況は、いわば先進諸国が"辿ってきた道"であり、妊娠中絶問題の歴史的文脈と問題性の根底を意識するためにも、ここで扱っておくことが必要である。

第1節　世界における妊娠中絶の概況

　世界保健機関（WHO）による報告書「安全でない中絶」（2008年）には、次のように書かれている。

　「毎年、世界中で約2億1千万人の女性が妊娠し、そのうちの1億3,500万超件が生児出産です。残りの7,500万件は死産や自然流産、人工

妊娠中絶です。2003 年には約 4,200 万件の妊娠が、女性の意思によって中絶されました。そのうちの 2,200 万件は安全な中絶で、2,000 万件は安全でない中絶です」[1]

　2008 年の推計では、世界で 2,160 万件もの「安全でない中絶」が行われ、そのほとんどが発展途上国で行われているとされる（10 頁）。その結果、「4 万 7 千人が安全でない中絶によって死亡した」と推定される（47 頁）。これは世界で 35 万 8 千件と推計される全妊産婦死亡の約 13％を占める。さらに「発展途上国においては毎年 500 万人の女性が安全でない中絶のために入院している」（29 頁）。
　「安全でない中絶」は、「必要な技術を持たない者によって、または最低限の医療水準に満たない環境において、もしくはその両方の条件下で行なわれる、望まない妊娠を終わらせる処置」と定義される（10 頁）。この定義において医師資格の有無は問われていないものの、安全でない中絶の施術者の多くは無資格で技術的に未熟な者であり、また妊娠した女性自身が行なう場合（「自己堕胎」）も含まれる。非衛生な環境の下で、「子宮に物を押し込んだり、乱暴な腹部のマッサージを行なう」などの危険な処置を行なったり、危険な薬物を服用させたりすることなどがこれに当たる。「伝統的施術者たちが妊娠を終わらせるために力を込めて女性の下腹部を拳固で殴ることも多いが、これにより子宮が破裂して女性が死亡する場合がある」（28 頁）。また処置そのものだけでなく、「中絶前のカウンセリングや助言がない」こと、中絶薬の処方や中絶処置の後に「服薬指示や経過観察がない」ことなども安全でない中絶の要素である（10 頁）。これに対して、

1　世界保健機関『安全でない中絶：全世界と各地域の安全でない中絶と安全でない中絶による死亡の推計（2008 年現在）』、すぺーすアライズ（訳）、2011 年、11 頁（whqlibdoc.who.int/publications/2011/9789241501118_jpn.pdf）。ただし必要に応じて次の原書を参照し、訂正した。WHO, *Unsafe Abortion: global and regional estimates of the incidence of unsafe abortion and associated mortality in 2008 - sixth edition.*

十分な技術と衛生的な環境の下で行なわれる人工妊娠中絶は安全な処置である。「たとえばアメリカ合州国では、人工妊娠中絶による死亡率は10万件中0.6件で、ペニシリンの注射と同じくらい安全である」（28頁）。

第2節　妊娠中絶に関する法規制と中絶率

なぜこれほどまで大規模に安全でない中絶が世界にはびこり、あまたの女性たちの命を奪い、健康を侵し続けるのだろうか？　同報告書は、各国の法律との関連性を指摘している（13頁以下）。「女性の生命を救うため」の中絶は世界の98％の国々で認められているが、「身体的健康を守るため」や「精神的健康を守るため」の中絶が認められるのはそれぞれ67％、65％である。「レイプや近親姦」の場合に中絶が認められるのは49％の国々であり、「胎児の障害」の場合には49％、「経済的・社会的理由」による場合は34％、「〔女性の〕要望に応じて（on request）」中絶を認める国々は28％となっている。特に厳しい法律をもつ国が多いのは、アフリカ、東南アジア、中南米であるが、それらの地域は、安全でない中絶が高い割合で行なわれている地域とほぼ重なっている[2]。例外として、インドでは1971年から中絶規制が緩和されたにもかかわらず、「多くの女性たちはその法規定を知らず、サービスに容易にアクセスできない」ために、いまだに中絶の3分の2が技術的に未熟な無許可の者によって行われているとされる（18頁）。インドに限らず、さまざまな地域において、一般の人々における法律に対する無知のほか、医療者や法律家のあいだでさえ合法性に関する認識が欠如しているということが、安全な中絶への障壁になっている。また特に農村

2　前掲書、13頁の表1と37頁の表5を比較されたい。アフリカの中でも中部と東部における中絶法制が特に厳格であり、それらの地域においてレイプや近親姦の場合に認められる国はそれぞれ18％と11％、「経済的・社会的理由」や「要望に応じて」認めている国はほとんどない。この地域における「安全でない中絶」の割合は、15〜44歳の女性1,000人に対して36件（世界全体では14件）となっている。

部における医療施設の不足は各地において顕著であり、公認された施設が存在する地域であってもそこでの中絶はほとんどの人が支払えないほど高額な場合がある。さらには中絶に対する社会的スティグマと秘密漏洩に対する恐怖が安全な中絶へのアクセスを妨げているとされる。

　同報告書は、中絶に対する法規制が厳格な地域よりも、比較的緩やかな国々のほうが人工妊娠中絶の割合は低いということに着目している（16〜17頁）。15〜44歳の女性1,000人に対する中絶率は、中絶規制が比較的緩やかな地域においては（40件を越える東欧を例外として）20件前後であるのに対し、要件が厳格な地域を集計すると約30件である。このデータは「避妊普及率」[3] と相関があり、規制の緩やかな地域ではおよそ7〜8割の女性たちに避妊手段が普及しているのに対し、厳しく規制されている地域においては総じて避妊法を用いている女性の割合が低い。これが望まない妊娠および妊娠中絶に結びついていることは明らかである。

第3節　若年妊娠と女性に対する暴力

　次に、望まない妊娠を引き起こす社会文化的要因について、二つの事柄を挙げておきたい。ひとつは若年妊娠の問題であり、もうひとつは女性に対する暴力の問題である。

　第一に、若年妊娠の問題は、『世界人口白書』のなかでも特に2003年版（「10億の思春期の若者のために」）と2013年版（「母親になる少女：思春期の妊娠問題に取り組む」）において大きく取り上げられている。

　『世界人口白書2003』によると、初めての性体験は世界的に若年化する傾向にあるが、女性と男性とではその要因に違いがある。「ほとんどの環境で、若い女性と男性の早い時期の性体験を左右するのはジェンダー規範

3　contraceptive prevalence rate. 婚姻あるいは同棲している生殖可能年齢（15〜49歳）の女性のうち、何らかの避妊法を使用している人の割合。

である。若い女性が圧力をかけられたり、強要されたりして危険な性行動を受け入れざるをえないことが多いのに対し、若い男性には性的リスクをおかすことが奨励される」（17頁）。若い男性が早期の性体験に駆り立てられることには、生理的欲求や好奇心だけではなく、ピア・プレッシャー（同年配仲間の圧力）や、女性を征服することによって「男らしさ」を示さなければならないという社会規範が関係しているとされる（18頁）。初めての性体験の平均年齢は、女子よりも男子のほうが2〜3歳低いことが多く、たとえば中南米地域では「ジャマイカの女子15.6歳、男子12.7歳から、チリの女子17.9歳、男子16.0歳までの幅があった」（同）。そうした年齢で性体験をもつ少年たちが、安全なセックスや避妊などの正確な知識をもつことはほとんど期待できない。

　若い女性に対する性行為への「圧力」は、さしあたり経済的要素と規範的要素とに分けることができる。経済的圧力とは、ある程度の資産をもつ男性が、貧しい女性に性関係を迫ることを指している。たとえばカリブ海諸国やサハラ以南のアフリカで見られる「シュガー・ダディ」と呼ばれる関係では、年上の既婚男性が、本人または家族への経済的援助と引き替えに性行為を要求する。「『シュガー・ダディ』となる男性は次第に、思春期の少女を求めるようになっている。これは、年齢的に若いほど、HIVに感染しにくいと信じられているためである。2人の年齢差や経済的格差が大きくなればなるほど、コンドームを使用する傾向は低くなる」[4]。

　つぎに規範的圧力の典型として、児童婚の問題が挙げられる。児童婚の習慣は、世界的には下火になってきているものの、南アジアや西・中部アフリカにおける農村部・最貧困層を中心として、いまだ一般的に行なわれている。「今日、途上国の少女の9人に1人は15歳になる前に結婚させられている。バングラデシュ、チャド、ニジェールでは、3人に1人以上

4　国連人口基金『世界人口白書2005』、52頁

が15歳の誕生日を迎える前に結婚している」[5]。児童婚には経済的要因も関係しており、花嫁が若いほどダウリー（持参金）の額が少なくて済むという習慣がある地域や、逆に嫁ぎ先から婚資（bride prices）を受け取る習慣があるところでは、なるべく早く娘を結婚させようとする経済的圧力が働く[6]。ただしそこには児童婚が娘の将来の守りになるという伝統的信念や親の期待も働いている。

　第二点としての暴力の問題も、被害を受ける女性たちの若さと関係している。

　　「多くの思春期の女子にとって、初めての性体験は強いられたものである。南アフリカ共和国では、若い女性の30％がそう指摘している。……（中略）……南ア共和国のある調査では、年少の女子に対する性暴力や性的強要があまりにも一般的に行われているため、『日常の愛（everyday love）』と呼ばれていることがわかった。3万人の若者を対象とする別の調査では、男性4人のうち1人が相手の少女の同意なしにセックスをしたことがあると明言した。自分の知り合いに無理強いすることは単に『荒っぽいセックス（rough sex）』で、性暴力ではないという考えを大部分の若い男女が示し、大多数の女性は性的虐待の責任は女性にあると述べた」[7]

　このような暴力は南アフリカ共和国に限ったことではない。WHOの集計によれば、「世界全体の35％の女性は、親密なパートナーからの身体的および／または性的な暴力、もしくはパートナー以外の者からの性的暴力を受けた経験がある」[8]。また暴力の結果として生じる健康上の被害は、

5　国連人口基金『世界人口白書2013』、10頁
6　UNFPA, State of World Population 2013, p. 48.
7　国連人口基金『世界人口白書2003』、53頁
8　World Health Organization, *Global and regional estimates of violence against women*, 2013, p 2.

多岐にわたるとともに将来の世代へも害をもたらす。「パートナーによって身体的または性的に虐待された女性たちは、高い割合で複数の重要な健康上の問題を抱えることが報告されている。たとえば彼女たちが低体重児をもつ確率は 16％高い。彼女らが中絶する割合は、パートナーの暴力を経験していない女性たちに比べて 2 倍以上であり、うつを経験する割合は 2 倍弱、そしていくつかの地域では HIV に感染する割合が 1.5 倍である」。これらのデータからは、いまだに女性に対する暴力が世界に広く蔓延しており、望まない妊娠や中絶を引き起こす要因にもなっていることが分かる。

第 4 節　普遍的人権と文化相対主義

　以上の叙述から、ひとつのジレンマが浮かび上がる。一方で、安全でない中絶による女性の死亡や健康被害の深刻さに目を向けるならば、確実な避妊手段の普及と安全な中絶へのアクセスを保証するためにあらゆる努力が払われなければならないように思われる。しかし他方では、それぞれの社会が妊娠中絶という事柄をどのように捉えるかは、文化や習俗や宗教などに深く関わる問題であり、第三国や国際機関などが各国の中絶関連法制に口を挟むべきではないと言うこともできる。女性たちの生命と健康に対する権利を擁護する普遍的人権論と、国や民族の政治的および文化的独自性を擁護する文化相対主義の対立である。女性器切除の問題なども同様のジレンマを抱えている。

　とはいえ、前節に述べたような女性に対する暴力による肉体的・精神的な被害の深刻さを考えるならば、少なくとも性行為の強要や暴力を文化的独自性の枠内で正当化することはできないだろう。パン・ギムン国連事務総長は 2008 年の声明で次のように述べている。

　　「女性に対する暴力は、決して受け容れることはできず、決して弁解
　　できず、決して許容できない。これは、あらゆる国や文化、共同体にお

いて適用できる一つの普遍的な真理である」[9]。

　ただし、基本的人権を守るためであるからといって、あらゆる文化に対して同じような働きかけを行い、規範を強制することによって現状を改善することができると考えるべきではない。とりわけリプロダクティブ・ヘルス／ライツの問題は、もろもろの文化における慣習や生活様式、そのなかで生きる諸個人の感情や信念と深く関わるだけに、国際的合意や国内の規範を押し付けることによっては解決できない。たとえば上述の南アフリカ共和国の例では、男性が女性に性交を強要したり暴力を振るったりすることを、男性だけでなく女性たちまでもが「ふつう」のことと認識していた。常識のようなものとして定着している習俗的見解を変更することができるのは、その文化を担う当事者たちだけであり、国際機関などは第三者として当事者の活動をサポートすることしかできない。このことは、2008年の『世界人口白書：共通の理解を求めて』[10]においてもはっきりと書かれている。まず普遍的人権論に対して突きつけられる諸批判が次のように整理される（20頁以下）。

　1948年、最初の世界人権宣言に批准したのは、おもにヨーロッパを中心とした国々の一部であり、それらの国々は依然として植民地を保持していた。そこでの人権の枠組みも、政治的闘争を通じて政教分離を基礎とした憲政史を積み重ねてきた「西洋の」文化と価値観を反映したものである。宗教を個人的領域のみに位置づけたり、植民地からの収奪を続けながら「資産に対する個人の権利」が強調されたりしたのもそのためだ。「コミュニティの重要性を軽視し……非西洋社会の生活様式とは相対立する個人

9　ibid.
10　国連人口基金『世界人口白書2008　共通の理解を求めて－文化・ジェンダー・人権』（http://www.unfpa.or.jp/publications/#h2-5）2013年11月確認。国連人口基金がこのような見解を打ち出した経緯について、ラディカ・クマラスワミ『女性に対する暴力をめぐる10年』、VAWW-NETジャパン翻訳チーム（訳）、明石書店、2003年、45-50頁参照。

の権利モデルを押し付けようとしている」。特に家族やジェンダーについての文化的・宗教的規範を外部から掘り崩そうとする試みは、文化的多様性あるいは各文化の独立性を侵害するものである。

　これらの批判に対して、08 年の『白書』は「人権は進化するという本性をもつこと（the evolving nature of human rights）」を主張している。世界人権宣言の採択以来、60 年の歴史のうちに、旧植民地のほぼすべてが独立国として国連に加盟している。それらの国々が国際会議や国連の場において討論し、人権に関する合意を築き上げてきた。「1993 年にウィーンの世界人権会議に集まった 171 カ国は、女性の権利が人権であることを確認した。1994 年にはカイロの国際人口開発会議（ICPD）に参加した 179 カ国が、リプロダクティブ・ヘルスは健康に対する包括的権利の一部であることを認めた。また国連は 1993 年に『女性に対する暴力の撤廃に関する宣言』を採択し、その結果、ICPD と 1995 年の北京における世界女性会議で、合意文書の中にジェンダーに基づく暴力の項目が含まれることになった」（21 頁）。このように、「人権」は、当初の西洋的な枠組みから出発しながらも、旧植民地の国々を含む全加盟国による討議と修正を経て合意を積み重ねてきたのだから、もっぱら西洋の枠組みに当てはめられているという批判は当たらないと言うのである。人権の個人主義的性格に関しても、歴史の中でそうした特性が薄められてきたとされる。人権の枠組みは、国家における個人の保護だけでなく、原住民や少数者、新興国といったグループの集団的権利の保護を含むようになっているからだ。

　また人権は、ひとつの規範が世界中どこでも同じように通用するという意味で単に「普遍的」なのではないとされる。「人々は自分たちの主張を掲げるのに権利という言葉を使っている。なぜなら権利という言葉は剥奪と抑圧に対する抵抗の言葉であり、それはすべての文化に共通している」（22 頁）。たしかに世界の様々な国々において、生活の基盤を奪われたり、政治的な発言の自由を抑圧されたりした人々は、同じように「権利」という言葉を使って抵抗を示す。ところがその言葉が意味するものは、誰

が、何を、誰に対して、どのように申し立てるのかによって全く異なってくる。このように「権利」あるいは「人権」という言葉は、国や文化を問わず、差別や抑圧が存在するかぎりあらゆる場所で通用すると同時に、その言葉が発せられる特殊な「文脈（context）」[11] に応じて様々な意味を獲得する。この意味で、「人権は、普遍的でありかつ特殊である」（22頁）。

第5節　「文化に配慮したアプローチ」

　国連人口基金は、上記のような認識に基づき、過去の活動手法について率直に反省を述べている。

> 「UNFPA にとっての課題は、これまで各国に対し常にやってきたように、自分たちだけで作り上げた行動計画をもち込まず、相手社会の固有の文化的価値観に配慮し、建設的な内容であれば何にでも取り組む意欲をもち、人々が普遍的な原則を具体的な行動に移せるよう、決意をもって各国を支援することである。－トラヤ・オベイド UNFPA 事務局長」（13頁）

　新しい活動方針として提示されるのが、「文化に配慮したアプローチ（culturally sensitive approaches）」である。国際的合意や条約を盾にして、国連機関が立案した行動計画の実行を迫るというこれまでの手法を見直し、まずその国の文化や政治状況について学んだ上で、当事者と協力しながら現状に即した計画を進めてゆこうとするものだ。その際、文化によって「権利」概念の理解が異なっているだけでなく、あるひとつの文化の中でも「権利」について異なる見方や経験が存在すること、またそれぞれの文

11　翻訳では「環境」または「社会環境」と訳されているが、その状況が生じる歴史的経緯や間主観的な含意が含まれていることを考慮すれば、素直に「文脈」と訳すべきである。

脈に即したかたちで権利の主張がなされることが前提される。また人権は
「文化的正当性（cultural legitimacy）」を獲得してはじめてその場所に根づ
くものであり、そのためには「文化的な知識と取り組み」が必要であると
される。

　たとえばインドネシアでは 1988 年の反スハルトデモの間に女性への暴
力が増加し、暴動が治まった後も続いた（11 頁）。暴動がきっかけとなっ
たにせよ、その後も女性への暴力が蔓延したことには、「『ジェンダーに
基づく暴力』という概念、特にドメスティック・バイオレンス（家庭内暴
力）は、インドネシア社会では〔暴力に反対する言説が〕共感を呼ぶことが
少なく、多くの犠牲者自身でさえこの概念を容易には認識できない」と
いった文化的背景があった。そこで「UNFPA は、変化を求めてすでに活
動していた進歩的な宗教団体やその他の組織とパートナーを組んで、親し
みやすく評判の高い文化メディアを通し人々が理解できる言語で住民に語
りかけた」。そうした宗教団体等は、「イスラムの教えと価値観を使いなが
ら」女性のエンパワーメントと暴力の防止、サバイバーの保護などに尽力
した。ここから分かることは、人権という普遍的規範が、西洋とは異質な
価値観をもつ文化を基盤として主体的に再解釈され、当地の人々が理解で
きる言葉へと翻訳される過程を、国際機関が側面からサポートしたという
ことである。その際、「進歩的な」教義解釈やジェンダー規範をめぐって、
さまざまな葛藤や軋轢が生じた。しかし「文化に配慮したアプローチ」に
沿った「取り組み（engagement）」とは、そうした葛藤を避けるのではなく、
むしろ積極的に「文化的正当性」をめぐる合意形成に参加することである
とされる。

第 6 節　世界における中絶論争のアリーナ
——カイロ行動計画 8.25 条

　以上では、世界における安全でない中絶の現状、若年妊娠、女性に対す

る暴力と国際機関の取り組みについて見てきた。望まない妊娠と中絶の問題は、このほかにも、紛争時に性暴力が激増する問題や、敵国民の名誉を汚し文化的に殲滅するための「兵器としてのレイプ」[12]、人身売買、売春など、多種多様な問題群と結びついている。

　ジェンダーの不平等を是正することによって女性への暴力を防止し、望まない妊娠や安全でない中絶を減らしてゆくべきであるということには国際的な合意が得られている。ところが、どのようにしてそれに取り組むべきか、また中絶に関する法律上の処罰や規制をどうしてゆくべきかという問題は、いまだ国際的論争の只中にあると言ってよい。それを象徴するのが、上記にも触れた1994年にカイロでの国際人口開発会議（ICPD）によって採択された行動計画の第8.25条である。長くなるが、微妙かつ重要な論点を多く含んでいるので、全文を引用しよう。

　　「いかなる場合も、妊娠中絶を家族計画の手段として奨励すべきでない。全ての政府、関連政府間組織及びNGOは、女性の健康への取り組みを強化し、安全でない妊娠中絶が健康に及ぼす影響を公衆衛生上の主要な問題として取り上げ、家族計画サービスの拡大と改善を通じ、妊娠中絶への依存を軽減するよう強く求められる。望まない妊娠の防止は常に最優先課題とし、妊娠中絶の必要性をなくすためにあらゆる努力がなされなければならない。望まない妊娠をした女性には、信頼できる情報と思いやりのあるカウンセリングが何時でも利用できるようにすべきである。健康に関する制度の中で、妊娠中絶に関わる施策の決定またはその変更は、国の法的手順に従い、国または地方レベルでのみ行うことができる。妊娠中絶が法律に反しない場合、その妊娠中絶は安全でなければならない。妊娠中絶による合併症の治療のためには、いかなる場合も

12　国連人口基金『世界人口白書』2008年版、65-75頁。同『世界人口白書2010　紛争・危機からの再生：女性はいま』

女性が質の高いサービスを利用できるようにしなければならない。また、
妊娠中絶後にはカウンセリング、教育及び家族計画サービスが即座に提
供される必要があるが、それらの活動は妊娠中絶が繰り返されることを
防ぐことにも役立つ」[13]

　この文章こそが世界の中絶論争のアリーナであると言っても過言ではな
い。カイロ会議およびそれに続く北京会議（1995 年）や ICPD+5（1999 年）
において、中絶への女性の権利を擁護する家族計画団体やフェミニストに
対して、中絶に反対するカトリック教会や一部中南米諸国、一部のアラブ
諸国などの勢力が激しく対立した[14]。
　全体的に中絶反対派の勢力の大きさを見るべきであろう。まず、「妊娠
中絶を家族計画の手段として奨励すべきでない」というのは、節制や避妊
によって望まない妊娠を防ぐ努力をするよりも“妊娠すれば中絶すれば
よい”という考え方を優先すべきでないという意味であるから、中絶を
擁護するフェミニストを含めたほとんどの立場から反論することは難し
いだろう。しかし上述のように「安全でない中絶」が蔓延している現状
に対しては、「家族計画サービスの拡大と改善を通じ，妊娠中絶への依存
を軽減する」という方策が述べられているのみである。「最優先課題」と
しての努力が求められているのは「望まない妊娠の防止」であって、現に
妊娠してしまった女性たちを「安全でない中絶」の魔の手から救う手段

13　Report of the International Conference on Population and Development, Cairo, 5-13 September 1994.
　　（http://www.unfpa.org/webdav/site/global/shared/documents/publications/2004/icpd_
　　eng.pdf）翻訳にあたっては、内閣府男女共同参画局による「第 4 回世界女性会議　行動綱
　　領（総理府仮訳）」の第 4 章に引かれているものを参考にした。（http://www.gender.go.jp/
　　international/int_norm/int_4th_kodo/chapter4-C.html）2013 年 11 月確認
14　北京会議について、ヤンソン柳沢由美子『リプロダクティブ・ヘルス／ライツ』、国土社、
　　1997 年、162-173 頁。ICPD+5 について、阿藤誠「（資料）ICPD ＋ 5：カイロ行動計画：
　　5 年目の評価」、「人口問題研究」55-3、1999 年、60 頁。藤掛洋子『人口問題に関する国際
　　会議の論点の評価・分析（平成 12 年度　国際協力事業団　客員研究員報告書）』、2001 年
　　（http://libopac.jica.go.jp/images/report/P0000005177.html）2013 年 12 月確認。

は、何ら打ち出されないままである。これに対して、中絶擁護派の主張に沿う内容としては、「信頼できる情報」と「思いやりのあるカウンセリング（compassionate counselling）」へのアクセスを保障すべきという点、また「妊娠中絶が法律に反しない場合，その妊娠中絶は安全でなければならない」こと、「妊娠中絶による合併症の治療」の保障、中絶後のカウンセリングを挙げることができる。しかし最大の懸案である違法中絶の危険性の除去に関しては、全く踏み込んでいない。

　中絶に関する法規制の変更については、「国の法的手順に従い、国または地方レベルでのみ行うことができる」とされている。いっぽうでは国際機関の介入に対する牽制、他方では中絶を援助する国内民間団体への圧力とみることができるだろう。

　さて、カイロ会議から5年後に当たる1999年、行動計画の進捗状況の検証と計画の補正のために開かれた「ICPD+5」では、やはりこの条項が問題になった。米国・EU などが、「不法の中絶を行った女性に対する懲罰を含む法を見直すべき」との文言を含めることを強く要求したが、カトリック教会とイスラム諸国の強い反対によって退けられた[15]。その代わりに採択されたのは次のような条項である。

> 「各政府は女性たちが中絶を避けることを助けるために適切な歩みを
> 進めるべきであり、いかなる場合も中絶を家族計画の手段として勧める
> べきではないが、中絶にたよった経験をもつ女性たちに、人間的な扱い
> とカウンセリング（the humane treatment and counselling）を与えるべき
> である」（63条2）

15　阿藤誠「資料：ICPD+5　カイロ行動計画：5年目の評価」、「人口問題研究」55-3、1999年、60頁。United Nations General Assembly, Key actions for the further implementation of the Programme of Action of the International Conference on Population and Development, 2 July 1999. (http://www.unfpa.org/webdav/site/global/shared/documents/publications/1999/key_actions_en.pdf) 2013年11月確認

「中絶が法に反しない状況の下では、保険機構は、中絶が安全で入手
　　可能であることを保障するために、医療サービス提供者の育成と配置、
　　およびその他の措置を取るべきである」（63条3）

　中絶の経験をもつ女性たちに対する非差別とカウンセリングの提供が盛
り込まれた点では、わずかに前進したともいえる。しかし、危険な違法中
絶を減らすために法規制の緩和について合意するという地平からは、国際
社会は遠く隔たっているといわざるをえない。
　国連人口基金東京事務所のホームページを見ると、「FAQ」のなかで
「国連人口基金は人工妊娠中絶を支持しているのですか？」という疑問が
取り上げられている。その答えは次のようなものだ。

　　「いいえ。国連人口基金が活動の基本的な枠組みとして採用している
　　国連人口開発会議（カイロ会議）の合意は、家族計画の方法として人工
　　妊娠中絶の促進を支持していません。国連人口基金はこの方針にのっと
　　り、人工妊娠中絶サービスを提供せず、家族計画を推進することによっ
　　て人工妊娠中絶を予防するために活動しています」[16]

　違法で危険な中絶がはびこる国で、安全な中絶処置を直接に提供するこ
とができたとすれば、これほど効果的な対策はないだろう。しかし、いか
に普遍的人権の要請に基づく行動であるとしても、当事国の文化を無視し
た介入は敵対行為とみなされるおそれがあり、対立関係を作り出してしま
う。そのため、前節で述べたような「文化に配慮したアプローチ」を取ら
ざるをえないという認識に至ったのである。迂遠で遅々とした歩みであっ
ても、国際的な対話と援助を通じて、"内側から"変わる手助けをするし

16　国連人口基金東京事務所ホームページ（http://www.unfpa.or.jp/faq/）2013年11月確認

かない。

　日本は、中絶問題に取り組むための重要な手段として国際的に位置づけられている処置前後のカウンセリングに関して、以上のような国際的合意を国内で自ら順守することすら怠っている。しかし日本は、若年の女性に対する暴力を強く非難し、彼女らの苦境に対する経済的援助を充実させ、中絶後の傷病に特化した医療支援を各国に届けることに尽力できるのではないか。国内における努力と並行して、国際的な取り組みが求められている。

第2部　生殖医療と出生前・着床前診断

第1部では、妊娠した女性たちが「産めない」と思う場合を扱ったが、第2部は基本的に「産みたい」と願う人々の話である。まず、一般的な不妊治療を受けても子どもに恵まれず、第三者の精子や卵子の提供を受けて妊娠しようとする人々、あるいは胚を他の女性の子宮に移植して産んでもらおうとする人々に関わる諸問題がある。出生前診断に関しては、検査結果を受けて中絶に至る割合の多さにメディアなどの注目が集まっている。しかしそこには、子どもを望んで妊娠したが、その子に障害があるという可能性や事実を突き付けられ、戸惑う人々の姿がある。着床前診断は、自分が病因遺伝子の保因者であり、子どもに発病するかもしれないと知り、そのリスクを排除して子どもを産みたいと考える人々、または不妊治療の一部として着床前診断を試みる人々に関係している。これらのほか、たとえば不妊以外の理由による代理出産、親が望む特徴をもつ子を産むための着床前診断、同性愛カップルへの精子提供など、無視できない様々なテーマがあるが、本書では主に上記のような典型的と思われるケースを念頭に置き、それらに関するドイツの議論および政策動向について論じる。

　第5章では、第三者の関わる生殖補助医療の中でも特に代理出産を取り上げる。ドイツはフランスと並んで代理出産を厳格に禁止する国である。代理出産は、どうしても子どもを持つことができないカップルにとっての頼みの綱であり、そうした苦悩に共感し出産を引き受けようとする代理母の善意を評価する意見もある中で、なぜドイツでは厳格に禁止されているのか、その経緯と根拠を探る。

　つぎに第6章では、体外受精に代表される新しい生殖技術一般について、ドイツで行われている医療と相談の根底にある実践的態度に目を向けたい。そもそも代理出産などが求められる背景には、"子どもが欲しい"という願望が叶えられな

いカップルたちの深刻な苦悩がある。ドイツでは、「子ども願望（Kinderwunsch）」というキーワードのもとに、そうした悩みに焦点を合わせた議論の蓄積があり、心身医学的観点を踏まえた不妊治療の実践がある。また制度的に整備された「妊娠相談」において、心理社会的観点から不妊の悩みに寄り添う取り組みがおこなわれている。不妊をめぐる医療と相談の現場に立つ人々の議論から、ドイツにおける取り組みの特色を明らかにしたい。私は、新しい生殖医療をめぐる諸問題を、法規制の問題としてのみ捉えることは一面的だと考える。一定の医学的手段によって子どもをもうけることの規制について考えるからには、それによって子どもを持ちたいと考える人々の苦悩を真剣に捉える必要があるからだ。その点で不妊をめぐるドイツの取り組みはひとつの参考になる。生殖医療の法規制をめぐる意見の対立を超えて、望ましい生殖医療のあり方を模索してゆくためには、法規制と援助という両方の視点が重要である。したがって第5章と第6章とは互いに補完しあう内容として理解されたい。

第7章では出生前診断、とりわけ母体血から胎児の染色体を析出するタイプの「新出生前診断」に関するドイツでの法規制と議論に目を向ける。出生前診断の結果を受けて妊娠中絶に至る場合、第1章でも取り上げたドイツ刑法第218条のうち、「医学的適応」が問題となる。ここではその内容をより詳しく検討するとともに、出生前診断に関するカウンセリングの提供が着実に推進されているドイツの現状について報告する。

第8章では着床前診断を取り上げる。ドイツが従来の禁止から限定的許容へと舵を切った要因について分析しつつ、胎児に「選別のまなざし」を向ける現代の医療と社会が抱える葛藤に目を向ける。

第 5 章
代理出産

第 1 節 「代理母」という概念の歴史

　いわゆる「代理母」に相当する一般的なドイツ語は "Leihmutter^{ライムッター}" である¹。「借りる／貸す」という意味の "Leihen^{ライエン}" と "Mutter^{ムッター}（母）" の合成語であるから、「貸し借り」される「母」（生殖機能）という意味になる。この言葉は、人工授精や胚移植による代理出産が可能となる前から用いられていた。つまりパートナー以外の女性との性交渉を前提とした代理出産を指していたのである。ドイツの『生命環境倫理事典』には次のような記述が見られる。

　　　「〔女性の身体上の原因による〕不妊のカップルにおいては、女性の許容
　　　と同意のもと、男性が他の女性（ライムッター）と自然的生殖を行うこ
　　　とが可能だ。これはすでに昔から子孫を確保するために行われてきた形
　　　の代理出産である。今日の生殖補助技術により、〔人工〕授精によって自
　　　然的生殖の過程を回避することが可能となった」²

1　法律用語としては "Ersatzmutter"（直訳すれば「代役（Ersatz）」の母）という。またホスト・マザー型の代理出産に限って、"Tragemutter（懐胎母）" が用いられる場合もある。そのほか Kaufmutter, Surrogatmutter などがあるが、最近では、報道や事典項目などでは自然生殖型と人工授精型、胚移植型を含めて一般的に Leihmutter が用いられることが定着してきたようである。本稿では他の言い方の場合も含めて「代理母」、Leihmutterschaft などを「代理出産」と訳す。

2　Dieter Krebs, Artikel "Leihmutterschaft（zum Problemstand）", in Wilhelm Korff (Hrsg.), *Lexikon der Bioethik*, Gütersloh, 1998, S. 592.

婚外の性交渉を経る"古い"かたちから、生殖技術を用いた"新しい"かたちへと移行した。しかし「ライムッター」という言葉そのものに、相変わらず否定的な含意が残存しているのかもしれない。下記に見るように、ドイツで代理出産が刑罰によって禁止されていることにも、こうした道徳的疑念が関係している可能性がある。しかし刑罰による禁止を根拠付けるためには、さまざまな合理的根拠が挙げられねばならないことは言うまでもない。以下では、代理出産をめぐるドイツの立法の経緯をたどり、その根拠として挙げられた事柄について概観する。ひとことで言えば、代理出産禁止の主要な根拠は、「子の福祉」の侵害を防止するという点に求められる。そして「子の福祉」の実質を考えるにあたっては、たんに保護されているというだけでなく、誰に、どのようにして保護されているかが問題となる。妊娠、出産、育児を通じて、可能な限り同じ母親（および父親）によって継続的に担われるということが重視され、場合によっては裁判所による検証を通じて、子どもが生まれ育つために適切な環境を確保することが求められる。その際、妊娠や出産の過程に金銭および第三者（代理母）が介在することが、親子の絆にどのような影響をもたらすかということが検討される。ある子どもの母親役割が複数人にまたがったり、その役割が引き渡されたりすることを示す「母性の分割」という概念が、ドイツの議論を理解するためにひとつの鍵となる。

第2節　医師会ガイドラインから代理出産禁止の法制化へ

ドイツで代理出産の問題に関心が集まるようになったのは、他の欧米諸国に比べて遅く、1980年代に入ってからであったとされる[3]。しかし80

3　高嶌英弘「代理母契約と良俗違反：ドイツの判決を素材にして」、「京都産業大学論集．社会科学系列」10、1993年、44-71頁（特に51頁参照）

年代半ば以降、連邦医師会の決議およびガイドライン（85年5月）[4]、ベンダ委員会報告書（85年11月）[5]、ドイツ法曹大会決議（86年9月）、養子斡旋法改正（89年11月）、胚保護法可決（90年12月）といった一連の流れによって、代理出産禁止に関する法制度が整備されるに至る。市野川容孝によれば、この動きを先導してきたのはとりわけドイツ医師会である。ドイツの医師会は、その強い権限によって実効的に会員にガイドラインを遵守させており、法はそれを補完する役割を果たす[6]。他方、86年のドイツ法曹大会決議は、「女性を道具化することは人間の尊厳に反する」ために代理出産を禁止すべきであるという決議を僅差で否決し、つぎに、代理出産は「人間の尊厳に反しない。ただし立法者は否定的な随伴事由を理由としてこれを禁止する権限を有する」という決議を僅差で可決している[7]。つまり代理出産そのものが「人間の尊厳」に反するかどうかについては法律家たちの間で意見が分かれたが、それに付随するマイナス要因を根拠として代理出産を禁止することは可能だという点で一致した。特に代理母の斡旋によって利益を得ることを禁止すべきという点において異論はなかった。そのためまず89年の養子斡旋法改正の際に「代理母斡旋禁止」が加えられ、最長で3年の自由刑または罰金刑が予定された[8]。その後、医師会による規制を法制化する形で胚保護法が成立したといえる。胚保護法は、代理出産のための（医学的）処置を行った者に3年以下の自由刑または罰金

4 1985年5月15日、第88回ドイツ連邦医師会決議：ドイツ連邦医師会「ヒトの不妊治療としてのIVFおよび胚移植実施に関するガイドライン」、1985年（市野川容孝「生殖技術に関するドイツ、オーストリア、スイスの対応——政策過程の比較社会学」、「Studies : life science & society : 生命・人間・社会」2、三菱化成生命科学研究所、1994年、86-98頁に翻訳）
5 アリキ・クリスタリ（Aliki Kristalli）／市野川容孝「生殖技術をめぐるドイツ国内の議論：ドイツ胚保護法の成立によせて」、生命倫理研究会『出生前診断を考える』、1992年を参照のこと
6 市野川容孝、前掲書、1994年、66頁
7 岩志和一郎「体外受精の許容条件とその限界」、「法律時報」59（12）、1987年
8 市野川容孝、前掲書、1994年、99頁。斉藤純子「海外法律事情／西ドイツ・養子斡旋及び代理母斡旋禁止に関する法律」、「ジュリスト」956、1990年

刑を科すと規定している[9]。

　このほか、85 年 3 月と 12 月、87 年 3 月、2003 年 5 月にはそれぞれドイツ国内での代理出産に関する裁判の判決が出されている。最初の判決は契約の効力に関する判断を避けているが、以降の判決では代理出産契約は良俗違反により無効であるとされた[10]。次節では、はじめてそうした判断が示され、上述の経緯にも大きな影響を与えたと思われる 85 年 12 月の判決を取り上げたい。

第 3 節　代理出産契約の無効性──1985 年 12 月判決

　85 年 12 月 2 日ハム上級地方裁判所決定（以下「判決」と呼び、丸カッコ内の数字は NJW[11] のページ数を指す）に係るケースの概要は次のとおりである。1981 年 11 月、子どものない夫婦の夫が、ある民間治療師によって斡旋された女性と代理出産契約を結び、人工授精が行われた。1982 年 11 月にはその女性に子どもが産まれ、子の引渡しと同時に 2 万 7,000 マルク[12] が支払われた。しかし 1983 年に代理母の夫が自分の子ではないことを確認するために提起した裁判の証拠調べでは、血液型検査の結果、99％の確率で代理母の夫が子どもの生物学的父であることが判明した。本件は、依

9　床谷文雄（訳）「付録　胚の保護のための法律（胚保護法）」、総合研究開発機構／川井健（共編）『生命科学の発展と法：生命倫理法試案』、有斐閣、2001 年、226 頁。ただし "menschliche Embryo" は「人の胚」ではなく「ヒト胚」とした。本稿では原則として Person を「人」と訳し、mensch は、生物学的意味において「ヒト」、倫理的意味において「人間」と訳し分ける。

10　85 年 3 月判決について岩志和一郎「西ドイツにおける代理母問題」、判例タイムズ 37（30）:p7 ～ 16、1986 年、p7 ～ 16 頁。85 年 12 月および 87 年 3 月判決について高嶌、前掲論文を参照。2003 年の判決については井関あすか「代理母出産における法的母子関係に関する考察」、「九大法学」93 号、2006 年、220 頁；FG Düsseldorf, Urteil vom 9. Mai 2003.

11　OLG Hamm, Beschl. v. 2. 12. 1985, *Sittenwidrigkeit eines sogenannten "Leimutter-Vertrages"*, in Neue Juristische Wochenschrift（NJW）, Heft 12, 1986, S. 781-784. 以下、翻訳は小椋によるが、高嶌の前掲論文を参考にした。

12　契約が結ばれた 1981 年 11 月時点で 1 マルク＝約 100 円であり、換算すれば約 270 万円になる。

頼者夫が代理母夫婦に対して2万7,000マルクの返却と訴訟費用等の支払いを求めた事案である（781）。

　まず判決は、依頼者と代理母の双方について、契約時における不法行為の主観的認識の存在を否定している。むしろ子どもに恵まれなかった依頼者が子どもを持とうとすることには「主観的に是認するに足る動機（subjektiv billigenswerte Motiv）」があったと評価し、かれらが代理出産を選んだことも「主観的には初めから否認するには当たらない」とする。非配偶者間人工授精による出産であるというだけでは公的介入の根拠とはならないとする判例を引合いに出し、本件においても「第三者としてあつかましくも人を裁こうとすることはできない」と述べる。他方、代理出産を引き受けた側の行為についても「主観的には当初から否認するには当たらない」とされる。「精子提供者の行為は理解できるが、『代理母』の行為はまったく是認できないとするなら、ダブルスタンダードを用いていることになる」（782）。

　しかし「通説及び判例によれば、契約の良俗違反性は、その当事者が自己の行為の良俗違反性を認識していたか否かには関わりがない」。医師会決議やベンダ委員会報告書をはじめとして、公共の議論においては代理出産を拒否する傾向が支配的であるが、これに反対する見解もまた存在することが指摘される。その上で判決は次のように述べる。

　　「当法廷がどちらの見解を優先すべきかを決定する必要はない。本件における一連の契約は、何よりも望まれた子どもが取引の対象とされ、そしてそのことによっていわば商品に貶められたという点によって良俗違反の特質を有する。すなわち当該契約は子の福祉を著しく危うくする」（782）

　当事者どうしの契約には「任意の給付（freiwillige Leistung）」と書かれているが、子どもの引渡し後に初めて支払われるとする約定からしても、単なる妊娠中の経費補償と見なすことはできず、「経済的には対価（Gegenleistung）の性格を示している」とされる（782）。また、その子は

代理母にとって望まれた子ではなく、むしろ「素早く苦痛なく別られるように、できるだけ子どもに対する深い感情的絆を築かないように気をつけなければならなかった」(783)。他方では依頼者夫婦の家庭に「通常の子どもと同じように受容されることも保障されなかった」。なぜなら、「かなりの経済的出費をもって『手に入れた (erwerben)』子どもを、……血の繋がった子どもと異なった目で見ることが予想されるからである」。また人工授精により行われた本件の場合、依頼者の妻が「遺伝的に繋がりのない子ども」を安定的に受け容れられるかどうか、また夫が他の女性との間に子をもうけたという事実が結婚生活に与える影響も予想できなかったとされる。さらに「子どもの法律上の運命も決して安定していない」。契約のなかで子どもの受け取り拒否は原則的に許されないとされているものの、特にその子どもが「申立人〔依頼者夫婦〕のイメージに合わない、あるいは不完全にしか合わない場合には」、引き取りが確実に履行される保証はなかった。そもそも「〔出産した親による〕養子縁組に対する同意は子供が生後 8 週間以降に初めてなされうる」と定められており、かつ養子縁組の成立は「後見裁判所の決定にかかっている」。したがって契約当事者は、自分たちの権限外の事柄について無効な契約を結んだと見なされる。以上が同判決により代理出産契約が無効とされた主な理由である。

　1985 年 12 月の判決は、このように代理出産そのものの適法性ないし違法性に対する判断を差し控えながらも、「子の福祉」を根拠として当該契約は良俗違反であると判断した。その契約が「子の福祉」に反する理由として判決はまず「子の商品化」を挙げているが、高嶌も言うように[13]、それが仮に無報酬でなされたとしても判決がいう良俗違反性には変わりがないだろう。なぜなら判決は、依頼者の認識やその妻への心理的影響にも言及し、子どもの受け渡しと安定した養育が確実に行われる保証がないこと、また養子縁組の際に依頼者夫婦による養育が子どもの福祉に適うかどうか

を判断するのは、養子法上、当事者ではなく後見裁判所であることを根拠としているからだ。実際、このケースでは生物学的父が実は代理母の夫であったことから、いったん引き取られた依頼者男性の子であることが否定され、子どもは極めて不安定な法的地位に置かれた。

第4節　養子縁組と「子の福祉」

このほか養子斡旋法と親子法の改正に触れておくべきだろう。養子斡旋法に代理母斡旋の禁止が加えられたことを述べたが、そもそもこの改正には次のような経緯がある。

> 「ドイツの養子法は、1976年の改正によりパラダイムの転換を果たした。それは、子を必要とする親に子を与えるというものから、親のない子に親を与える制度への転換である。養子法は、財産継承の手段から少年援助（児童福祉）の手段に変わったのである」[14]

養子縁組に関する出生前の同意を無効としていた前節の判決も、これに基づいている。養子縁組は、あくまでも子の福祉のために行われるべきであって、財産継承や親の願望を満たす手段とされてはならない。したがって養子縁組は、「子の福祉に資する（dienen）ものであり、かつ養親と子との間に親子関係が生じることが期待されるときに許される」（ドイツ民法1741条）[15]。さらに1998年6月1日に発効したドイツ民法改正において、

14　鈴木博人「ドイツの養子法――福祉型養子と連れ子養子を中心に」、「民商法雑誌」138（4）、471頁
15　鈴木、同上、480頁。養親の適性に関する審査事項は、高橋由紀子「ドイツの未成年養子制度」、養子と里親を考える会（編）『養子と里親』、日本加除出版、2001年、255頁に列挙されている。これによると、年齢、収入、健康などの客観的条件のほか、「心理的な適合性」として「夫婦関係の安定性、養育に関する考え、人生の目標・人生観・不妊の問題も含めた人生への満足度などが重要な調査項目である」とされる。

次の規定が追加された[16]。

　　「養子縁組の目的で、法律又は習俗に違反する子の斡旋もしくは連れ
　　込みに協力した者、またはこれを第三者に依頼し、もしくはそのために
　　報酬を支払った者は、子の福祉のために必須（erforderlich）であるとき
　　に限り、子を養子とすることができる」（民法1741条1項2文）[17]

　これはとりわけ人身売買まがいの国際養子縁組に対する警告として、国
際養子に国内のそれよりも厳しい基準を課すものであるが、外国での代理
出産により産まれた子をドイツ国内に連れ込もうとする場合にも適用され
る可能性が高い[18]。「子の福祉のために必須」であると判断されるために
は、すでに長期間同居して事実上の親子関係が出来上がっていることなど
が必要である。
　またこの改正では、それまで明文の規定が置かれていなかった母子の法
的関係について、「子の母は、その子を出産した女性である」（1591条）と
定められた。連邦議会に提出された法案には、改正の根拠が次のように説
明されている。

　　「この規定の出発点は、子どもの利益のためには『母性の分裂
　　（gespaltene Mutterschaft）』があってはならないという考慮である。た
　　だし遺伝的母あるいは生物学的母の家族法の意味における母性について
　　決定するに当たっては、次の観点が決定的なものでなければならない。

16　Kindschaftsrechtsreformgesetz（KindRG）. 床谷文雄「ドイツ家族法立法の現状と展望
　　（三）（四）」、「阪大法学」47（2）； 48（1），1997;1998年。岩志和一郎「ドイツの新親
　　子法（上）（中）（下）」、「戸籍時報」（493），1998年，2-8頁；（495），1998年，17-30頁；
　　（496），1999年，26-34頁
17　訳は高橋、同上、244頁によるが、原文を参照して変更した部分がある。
18　ミヒャエル・ケスター（Michael Coester）「代理母関係——ドイツ法、比較法及び国際私
　　法」、北坂尚洋（訳）、「阪大法学」53（5）、2004年、1329頁

つまり出産した女性だけが、妊娠中および出産直後に、子に対して身体
　　的および心理社会的な関係を持ちうるということだ。そのため、この女
　　性が母であるということは、卵子提供者が遺伝的に母であるという認定
　　を受けるための申立てによって取り除かれるような、単なる見せかけの
　　母性ではない。むしろ産んだ女性が母であることは最初から動かしがた
　　い。こうした明確な規定は、また代理出産の阻止にも役立つ」[19]

　同法案理由では、外国で、あるいは国内の禁止下で、卵子提供（および
代理出産）が事実上なされうることも想定されているが、その場合に対し
てもドイツ法の立場を明確化し、胚保護法等による代理出産の禁止を補強
することが意図されている。
　ところで2008年8月には、日本人男性がインド人女性に代理出産を依
頼し、女の子が生まれた事例が報じられた。当初は女児の旅券が発行され
ず出国できないという事態に陥ったが、10月22日には日本への入国が認
められる見通しが報じられた[20]。またちょうど同じころ、あるドイツ人夫
婦もインドでの代理出産により双子をもうけている。こちらは生後二年経
ってもドイツへの入国が許可されず、インドに足止めされている様子が
2010年3月に報道された。同年5月には双子のドイツへの入国が許可さ
れたと報じられたが、養子縁組手続きは容易でないことも予想されている。
この件の詳細については拙稿[21]を参照されたいが、結局のところ事実上
の同居を理由として養子縁組が認められる可能性が高い。とはいえ、上述
のように裁判所による厳格な審査を経なければならないだろう。
　場当たり的な日本の対応と比較すると、ドイツの立法の周到さと法実務

19　Deutscher Bundestag, Entwurf eines Gesetzes zur Reform des Kindschaftsrechts, Drucksache 13/4899,
　　13.06.1996, S. 82.
20　2008年10月22日付け毎日新聞3面「インド代理出産、法不備浮き彫り」
21　小椋宗一郎「代理出産をめぐるドイツの言説——インドで代理出産を依頼した日本人とド
　　イツ人の事例をめぐって」、日比野由利／柳原良江（編）『テクノロジーとヘルスケア——
　　女性身体へのポリティクス』、生活書院、2011年、178-188頁

の厳格さには驚くべきものがある。しかしフランスでは、議論にさまざまな揺れを含みながらも、この種の養子縁組をそもそも認めない判決が出されている点で[22]、ドイツよりも厳しい対応が取られている。独仏両国で代理出産が厳しく禁止される具体的理由の多くは共通しているが、規範構成の点では違いが見られる。つまりフランスで代理出産が禁止された根拠は、とりわけ「人体の構成要素である子宮および母子という身分は処分不可能であるという理由による」[23]。これに対してドイツでは、上述のように「母性の分割」による「子の福祉」の侵害への懸念が主要な根拠として示される。ドイツの胚保護法に対する注釈書では、次のようにまとめられている。

　　「〔代理出産の禁止条項によって〕守られる法益は、子の福祉である。
　　子と妊娠している女性との間の心理社会的関係が考慮されていないとき、
　　子の福祉が脅かされる。産まれた子をあとで第三者に渡すという認識が、
　　すでに胎内における子の発達に悪影響を及ぼしうる。このことは出産後
　　に母と子が引き離される際にはなおさら当てはまる。さらに子の福祉へ
　　の脅威は、産んだ母と社会的母との分離が、子のアイデンティティの探
　　求を著しく困難にする可能性があることによっても根拠づけられる。最
　　後に代理出産は、大きな不確実性と関係者すべてに起こりうる心理的葛
　　藤、また代理母の健康上のリスクを背負う可能性がある」[24]

　このように、ドイツで代理出産が禁止される主要な根拠は、「子の福祉」の保護である。子の福祉を守るためには、母子の「心理社会的関係」

22　小門穂『フランスの生命倫理法――生殖医療の用いられ方』、ナカニシヤ出版、2015年、108頁
23　小門、同上、112頁以下 , 123頁以下
24　Rolf Keller et. al., *Embryonenschutzgesetz - Kommentar zum Embryonenschutzgesetz,* Stuttgart u.a., 1992, S. 182-183.

を考慮すべきだとされる。同書ではこれ以上詳述されていないが、「産まれた子をあとで第三者に渡すという認識」が胎児に悪影響を及ぼしうるとされる背景には、妊娠中の女性の心理・行動や、母子の愛着形成に関する諸研究があると考えられる。出産後の母子の分離が、子の発達および「子のアイデンティティの探求」に及ぼす影響については、発達心理学における「アタッチメント」[25] に関する研究などと関連があるだろう。本書ではドイツにおける心理学的議論の状況について論じる用意はないが、このような意味での「子の福祉」および母子の「心理社会的関係」が、代理出産禁止の主要な根拠とされていることを指摘しておく。

第5節　ドイツと日本——「子の福祉」と「子ども願望」

　本節では、ドイツと日本における代理出産に関する考え方を比較したい。ドイツでは「子の福祉」が代理出産禁止の根拠として明確に位置づけられるのに対して、日本では「子の福祉」の保障と親になりたいという願望の尊重の間で議論が揺れており、結果として法制化が見送られ続けている現状がある。

　本節での結論を先取りすれば、次のように言うことができる。つまりドイツでは、不妊に悩み、激しい「子ども願望」をもつ人々の存在が代理出産を許容する根拠とはならないにもかかわらず、そうした人々の願望が軽視されているわけではない、ということである（次章参照）。

　公的議論において、代理出産を考えるにあたって「子の福祉」が最優先されていることは両国に変わりがない。ドイツに関しては上述のとおりであるが、日本でも2008年の日本学術会議による報告「代理懐胎を中心とする生殖補助医療の課題」（以下「日本学術会議報告」と呼ぶ）では、「代理懐胎をはじめとする生殖補助医療について議論する際には、生まれる子の

25　たとえば庄司純一（ら編）『アタッチメント』、明石書店、2008年

福祉を最優先とすべきである」[26] とされている。以下では「子の福祉」を、第一に子の法的地位の安定性、第二に親子の心理社会的関係を示す概念として考える。

　まず代理出産によって生まれる子の法的地位の安定性に関して、日本とドイツではどのように捉えられているかを整理しよう。

　上述のようにドイツにおける 85 年 12 月の判決に係る事例は、実は「代理母」の夫が子どもの遺伝学上の父であることが判明したものであった。実際に子どもの法的地位が宙づりになった事例に端を発していることが、ドイツでの議論に影響しているだろう。これに対して、日本で 2004 年に話題になった高田延彦・向井亜紀夫妻の事例では、米国での代理出産によって生まれた子を戸籍上の実子として登録するために、依頼者夫婦は養育への強い希望を訴えた。このとき一般の人々にとっては、生まれた子たちが同夫妻の「実子」として認められることが、子どもたちの幸福につながると思われたであろう。しかしその後、2008 年には上述の日本人男性の依頼によるインドでの代理出産の報道があり、2009 年には米国における代理出産の“影”の部分を伝えるジャーナリストの大野和基氏の著作[27] なども出版され、代理出産の問題性に関する一定の理解が広まったと考えられる。加えて 2014 年には、タイでの代理出産によって、日本人男性が十数人の子をもうけたというニュースが話題になった。他方、2014 年には自民党のプロジェクトチームにより「代理出産は妻に子宮がない場合などに限り認める」[28] 法案が作成されるなど、代理出産の許容へ向けた動きも常にある（国会提出には至らず）。法律を整備することで、子の法的地位の不安定性を減らすことができるという意図もあるだろう。しかし、第三

26　日本学術会議生殖補助医療の在り方検討委員会「代理懐胎を中心とする生殖補助医療の課題──社会的合意に向けて（対外報告）」、2008 年、iii

27　大野和基『代理出産：生殖ビジネスと命の尊厳』、集英社、2009 年

28　2014 年 6 月 6 日毎日新聞「論点：生殖補助医療を考える」。自民党プロジェクトチーム座長の吉川俊治議員は、「試行的に許容」することから始め、代理出産の許容を目指す方向性を示唆している。

者による出産という事態は、とりわけベビー M 事件に代表されるような代理出産者側の心理の問題と、依頼者の期待に沿わない特徴（たとえば障害）をもつ子であった場合に、確実に受け入れられる保証がないという問題をはらんでいる。後者の問題に関しては、自分で妊娠・出産を経て産んだ子であっても確実に受け入れられる保証はないのだから、代理出産の場合もそれと変わりがないという議論もあり得る。しかし、自分で妊娠・出産していないということが受容性に悪影響をもたらすと言うこともできる。これらは次の観点に関係してくる。

　第二に、代理出産によって生まれた子とその依頼者が、心理的および社会的に安定した関係性を構築するうえで、通常の出産の場合と違いがあるのかが問われる。とりわけドイツでは、妊娠・出産・養育を通じた母子の継続的な「心理社会的関係」が、子どもの福祉にとって重要であるとみなされる。日本学術会議報告にも類似した内容があるが、その記述は生理学的な色彩が強い。つまり同報告によれば、哺乳類においては一般に「妊娠中に、種々のホルモン分泌など内分泌系の変化が起こり、それに基づき母体に肉体的・精神的にさまざまな変化が現れる」（同 14 頁）。このようにして「哺育行動の精神的基盤ともいえる母性」が形成され、出産後の安定した養育にとって重要な役割を果たすとされる。ドイツにおける議論では、さらに「社会的」関係性が重視される。上述の〈出産者＝母ルール〉を定めた民法改正案の理由書は、「出産した女性だけが、妊娠中および出産直後に、子に対して身体的および心理社会的な関係を持ちうる」と述べていた。この背景には、第 1 章 2 節で述べたように、「比類のない仕方で母親に結びついた未出生の生命」あるいは「一人のなかの二人」という母子の関係をめぐる理解がある。代理出産の文脈においては、代理母が自分の身体のなかに胎児を育むことによって生じる絆と葛藤とを、社会的に承認するという意義をもつであろう。また子どもにとって、どのような形で生まれようとも、妊娠し出産する母との結びつきが心理的[29]および社会的に重要であることを示唆している。代理母であれ通常の妊婦であれ、そ

の周囲にはパートナーや親、仕事仲間や友人たちの人間関係がある。いわば〈外部〉に立つそれらの人々は、妊娠した女性を介してのみ、しかも大きな影響力をもつような仕方で、〈内部〉に存在する胎児に関係している。いっぽう日本学術会議報告においては、このような心理社会的関係性について、非配偶者間人工授精の経験をもとにして言及されている。いわく「AID で生まれた子供たちの声は、代理懐胎によって生まれることが子に与える精神的負担が決して小さくないことを示唆している」(13頁)。このように社会文化的要素が大きく関わる諸問題にも目を向ける必要がある。

　本書では医学、心理学、社会学などにわたる諸問題の全体を扱うことはできない。しかしドイツでの経緯と議論を参照して示すことができるとすれば、代理出産の是非と子ども願望の社会的承認とは別の問題だということである。

　85年12月の判決において、依頼者には「主観的に是認するに足る動機」があるとされていた。つまり"子どもが欲しい"という依頼者たちの願望は十分に理解に値するものであることが、まず認められる。しかし、当事者にその意図がなかったとしても、その契約は「子の売買」と見なされ、裁判所が権限をもつ養子縁組を当事者間で取り決めることによって、子の法的地位を不安定にする可能性をはらんだものと評価された。すでに行われてしまったことを法的に判断する裁判という場面にあっては、依頼者らの子ども願望の切実さなどを斟酌する余地は見出されなかった。

　述べてきたように、ドイツでは「母性の分割」が「子の福祉」を害する

29　上述のように、本書には妊娠者と胎児との結びつきに関する心理学的諸研究について十分に論ずる用意はない。それでもとりあえず一般向けの書籍からヒントを得ておくとすれば、たとえば下条信輔『まなざしの誕生』(新曜社、1988年)を参照することができる。下条によれば胎児は4ヵ月ごろから光を感じ取り、6ヵ月を過ぎると音に関心を示し、「触覚や味覚は十分に発達している」(200頁)。母体血中のホルモン(不安や恐怖などの感情と密接な関連がある)を通じて、胎児は「おかあさんの心理状態の影響を直接に受けているという」(295頁)。出生後の母子の関係性については、本書第3章2節で言及した「アタッチメント障害」の問題領域となる。

危険性などを根拠として代理出産が禁止されている。しかしそれらの問題を乗り越えるために、「子宮がない場合などに限り」といった一定の条件を付けて代理出産を認め、戸籍法などの関連法制を整えることによって、問題は解決されるだろうか？　日本学術会議報告によれば、代理出産を望む人々のなかには、子宮を持たない場合（絶対的適応）と、自身で妊娠することが不可能であったり妊娠が母体または胎児の生命や健康に対する危険を伴ったりする場合（相対的適応）がある。「絶対的適応の場合とは異なり、子宮を有する依頼女性が相対的適応に該当するか否かを、合理的な医学的根拠をもって明確に定めることは極めて困難である」とされる（11頁）。「絶対的適応」に該当しながら強い子ども願望を持つ人々の苦悩は察するに余りある。しかし「相対的適応」に当たる人々の苦しみがより小さいと言える根拠はどこにもない。仮に「相対的適応」も認めるとしても、それに当てはまるか否かを判断することが極めて困難だとすれば、その曖昧さ自体が苦しみのもとになりうる。

　生殖補助医療を用いて子どもをもうけようとすることは、生物医学を用いた一種の技術的解決への志向である。これに対して、子どもが欲しいという願望が、人々の一生の中で根源的な意味をもつとするならば、その願望自体について省察することにも意味があると思われる。次章では、「子ども願望」に焦点を当てたドイツの議論に目を向けたい。

第6章
不妊に関わる医療と相談

第1節　不妊治療と生殖医療——医師と患者の対話の重要性

　"子どもが欲しい"という願いを示す「子ども願望（Kinderwunsch）」というドイツ語は、広く一般に用いられるだけでなく、それ自体が独立したテーマとして議論される。ドイツの『生命環境倫理学事典』における「子どもがいないこと／子ども願望」の項目は、長年不妊治療に携わってきたシュタオバー医師らによって執筆されている（本節の丸カッコ内の数字は同書のページ番号を示す）[1]。

　まずシュタオバーは、「子ども願望に合理的な根拠付けを見出すことは困難である」と指摘する。「『子どもを持つことは、空腹や睡眠、苦痛を避けるといったことと全く同様にひとつの欲求なのだ』といった話がしばしば繰り返される」（381）。しかしこうした「根源的感情」として体験される子ども願望に耳を傾けると、そうした願望がそれぞれの「感情世界」に根付いていることもまた明らかになる。シュタオバーは子ども願望のおもな「動機ないしモティーフ（Motiv）」を、次の4つに分類している。

　第一に、「外的動機」がある。これには子どもを持つことへのカップルの親や親類の圧力、そのほかの社会的プレッシャーが含まれる。第二に、「パートナー関係上の動機」が挙げられる。不妊治療を受ける理由として、

1　Manfred Stauber, Art. "Kinderlosigkeit/Kinderwunsch", in Wilhelm Korff（Hrsg.）, *Lexikon der Bioethik*, Gütersloh, 1998, S. 381.

多くの女性が「パートナーに子供を贈りたい」と答えるという。子どもが産まれることによってだけパートナー関係に満足がもたらされると答えるカップルも多い。子どもをもつことで夫婦関係の危機を救いたいと告げられることもまれではないという。第三に、子どもそのものが動機として挙げられる。「子どもは喜びをもたらす、世話をすることがまさに人生の使命だ」という話がしばしば聞かれる。「その際、たいていは人生設計に理想をもつカップルが問題となる。ところが驚くべきことに養子を取ることもできるという指摘は突き返される。というのも、どうやら自分の子どもであるということがもうひとつの内的動因であるからだ」。第4に、「内的動機」が不妊に関する対話のなかで最も重要だとされる。「子どもが、自らの満たされない願望の代償（Substitut）であると判明することは珍しくない」。自分に出来なかったことを子どもに託したいという願望があると同時に、「多くの親は子どもの中にもまた自分たちを再発見することを望み、子どもの中で生き続けたいと願う」。女性は単に妊娠と出産を経験したいとしばしば強調し、男性はそれによって自らの男性性を確認することを望む。シュタオバーが言うには、「子どもを望むカップルと長年つきあってきてもやはり理解しがたいほど原始的な子ども願望が際立っている。これは、深い空虚さと年齢から自らを守りたいという内的願望と深く結びついて、社会化されているように思われる」(381)。

　シュタオバーが医師として関心を向けているのは、これらの動機を道徳的に評価することではない。政治家たちは子どもの幸福を生殖医療の目的の中心に据えるべきだとしばしば強調するが、「より深い心身医学的（psychosomatisch）洞察」なくして、その要請に応えることはできないという。彼が関心を向けるのは、望んでも子どもがもてない患者たちの「苦悩の重圧（Leidensdruck）」[2]である。シュタオバーによれば、かれらの苦

2　邦訳文献として次を参照のこと。W. Blankenburg「苦悩の重圧―精神療法および精神病理学のおけるその意義」、親富祖勝己（訳）、「季刊精神療法」12、1986年、161-173頁

悩の重圧は、しばしば「人生の危機」をもたらすほどに深刻である。子ども
もを持てないことは、「人生の見通しの破綻」を意味しうる。また「女性
にとっても男性にとっても、個人の人生設計において、自分の子どもはし
ばしば個人のアイデンティティの確認を意味する」。人生の見通しや個人
のアイデンティティの崩壊を招きかねない状況において、満たされない子
ども願望のフラストレーションが亢進するとともに、「こころの空しさや
無意味さの感情のなかに、深刻な人生の危機の姿が現れることはまれでは
ない」（382）。

　これほど深い苦悩を抱えた人々に日々直面しているシュタオバー医師で
あるが、代理出産や人工受精をはじめとする新しい生殖医療技術を無制約
に用いることによって、患者たちの苦悩が軽減されるとは全く考えていな
い。その理由は、まず不妊そのものの原因に心理的要因が絡んでくるため
に生じる事柄の複雑さにある。これについて整理している倫理学者マスホ
ーフ＝フィシャー（Manfred Masshof-Fischer）によれば、多くの論者は心
理的要因が不妊の決定的要因であるのは全体の5％にすぎないと捉えてい
るが、望んでも子どもが出来ない夫婦の35％に心理的要因があるという
推計もある。いずれにせよ心身医学的知見の多数が、身体的機能障害の原
因のひとつとして慢性的ストレスなどの心理的要因があることを示唆して
いるとされる。また心理学的知見は、不妊のカップルにおいて「人格的
特質や感情的特徴（とりわけ不安や抑鬱症状）だけでなく行動特性（特に多
いのが性的機能不全や不感症）が実証可能であることを示している。その際、
これらの特性は身体的な不妊の原因であると同時にその結果を示す可能性
がある」（308）。つまり不妊が原因となって不安や抑鬱などの心理的症状
を示しうると同時に、そうした心理的症状が原因となって身体的な生殖機
能不全が引き起こされうる。こうした複雑な心身の相互作用について、現
場のシュタオバー医師も、不妊治療を比較的長期に中断することがむしろ
妊娠率を高めるというデータがあること、リラックス体操なども有効であ
ること、また「IVF の待機者リストに載っている女性たちが、自発的に

妊娠することもまれではない」(303) ことなどを挙げている。

　不妊治療のこうした性質をふまえ、シュタオバーはカップルと医師との対話の重要性を繰り返し強調している。不妊のカップルに対する心理療法的対話や、同じ境遇にある人々のグループ・カウンセリングの有効性が実証されているという (303)。

　　「不妊症においては、〔患者に〕寄り添う形の心身医療的診察 (begleitende psychosomatische Diagnostik) を標準的に行うことが推奨される。なぜなら、意識的な子ども願望には、妊娠又は出産の内的拒絶が層をなして重なっている可能性があり、多くの場合に診査を助けるからだ。(精神的および心身の) 諸症状のリストを作成することや、精神分析的な人格検査が、もろもろの解明へと繋がる可能性がある。とりわけ性的障害や精神的なものにも原因がある月経障害には、より深い診察が必要である」(302) [3]

　またドイツでは 1990 年より「侵襲的生殖技術を用いる前に、とりわけ心身医学的内容をともなう第三者の医師による義務的相談」が保険適用内で行われている (304)。この相談には、予定されている処置の一般的成功率、それぞれの処置段階における対話の機会やもろもろの負担に関する医学的説明が含まれる。また心理的側面としては、その治療が引き起こしうる心的反応、たとえば反応的抑うつ、性的障害、(その処置が失敗に終わった場合に) 際限なくリスクを背負い込む姿勢が患者に生じる危険性があることなどが含まれる。また絶対的および相対的禁忌 (精神障害、病的欲求) にも言及される。さらに社会的側面について、子どもを望む動機や養子縁組の可能性、ならびに家族的および職業的なストレス因子などが話し合わ

3　2006 年のドイツ連邦医師会指針によって不妊治療一般において心理社会的相談が推奨されている。Bundesärztekammer, (Muster-) Richtlinie zur Durchführung der assistierten Reproduktion, Novelle 2006.

れる。

　シュタオバーが性急な侵襲的処置に反対するのは、それによって治療的対話が妨げられてしまうためでもある。ドイツでは、不妊カップルの心理的状況を示すものとして、「健康な」子ども願望と「過大な（überwertig）」子ども願望という表現が定着している。「健康な」子ども願望をもつカップルも不妊であることに苦しむが、不妊治療の現実に即した限界を受け入れることができ、人生におけるそのほかの目標にも余地を残すことができるとされる。かれらは自分たちのパートナー関係自体にも満足を認めることができるが、早くから養子縁組の可能性を検討するという。なぜなら「そうしたパートナー関係は、ナルシスティックな期待を背負いすぎることなく、子どもを生み育てることに対して開かれている」からである（309）。これに対して、「過大な」子ども願望を抱くカップルは、いかなる犠牲を払ってでも子どもがほしいと望む。「過大（überwertig）」とは、物事に「度を越えた（über）」「価値（Wert）」を与えることを示す言葉であるが、精神医学においては「（ついには妄想に導くくらい執拗に思考を占めてしまう）過大観念（überwertige Ideen）」あるいは「支配観念」を表す[4]。シュタオバーによれば、そうしたカップルの多くは直ちに侵襲的処置を受けることを望み、治療にあたって「何でもやる」覚悟を持つ医師だけを肯定的に評価する。国境を越えて病院から病院へと渡り歩くこともまれではない。そうした行動によって、不妊治療の基盤をなすべき医師と患者との関係が破壊されてしまうというのである。彼によれば「過大な子ども願望の問題性は、そうしたカップルが最後には無制限の生殖医療を行う医師を探し当てるということにも存する。残念なことに、いくつかの〔外国の〕病院では——大した倫理的議論もなしに——他人の配偶子や他人の胚の移植、代理出産や閉経後の妊娠が可能である」（382）。

4　『小学館　独和大辞典』第2版、2000年

不妊治療においては「励ましとリラックスを与えるような辛抱強い処置」が必要であるとされる。しかし患者たちが新しい生殖医療へと駆り立てられることによって、心身医学的要因を包括的に検討するような治療が困難になっているという。「今日の治療実践における拙速な対処によって、たくさんのカップルが自発的に──つまりリスクをはらんだ侵襲的処置なしに──妊娠に至るチャンスを奪われている」(305)。

　このようにシュタオバーは、医師と患者との信頼関係に基づく不妊治療を推進する観点から、新しい生殖医療の性急な使用に反対する。子宮摘出などにより妊娠が全く不可能な場合については別途検討する必要はあるが、その場合においても「過大な」子ども願望の問題を考慮すべきであろう。あらゆる身体的リスクや金銭的な負担を覚悟し、どのような治療も進んで受けようとする子ども願望には、限度というものが取り払われている。それだけに医師にはリスクと効用の冷静な比較衡量が要求される。パートナー関係の安定や充足のため、自己理想の「代償」として「自分の」子どもを欲すると言う患者たちに対しては、本当に子どもの誕生が彼らの願望の実現につながるかどうかを率直に話し合う必要がある。つまり医学的処置を行うことばかりが医師の仕事ではなく、苦悩を抱えた患者たちに寄り添い、援助することが必要であるとされる。

　以上のような──手間のかかる──医療を実現することは、窮迫した日本の産婦人科医療の現状からして、さしあたり困難だとも思われるであろう。しかしドイツの事例から考えてみても、これらをすべて医師が担当する必要はなく、むしろ医師以外の専門スタッフとの協力が大きな役割を果たすと言える。医師にとっては「病気」を「治療」するという観点が重要視されざるを得ないのに対し、「心理社会的相談」においては、必ずしも「治療」に囚われない自由な対話が可能だからである。次には、ドイツで制度的に整備された「妊娠相談」の枠内における取り組みに触れたい。

第2節　不妊についての心理社会的相談

　第2章で述べたように、1995年に成立した「妊娠葛藤法（SchKG）」により、すべての人に性と生殖に関わるあらゆる事柄について〈知る権利〉および〈相談する権利〉が保障されており、この法律に法的および財政的根拠をもつ相談所が国内に1600ヶ所以上整備されている[5]。その業務には妊娠中絶の要件となる「妊娠葛藤相談」も含まれるが、妊娠中や出産後の事柄や青少年の啓発、さらに「子ども願望」（つまり不妊）についての情報提供や相談がなされている。これらの妊娠相談所と各病院との連携はまだ始まったばかりであるが、2000年には「ドイツ子ども願望相談ネットワーク（BkiD）」[6]も設立され、「ソーシャルワーク、社会教育、心理学、医学、教育学」[7]の専門家と相談実務者が連携を深めている。

　この「妊娠相談」の特質は、第I部で扱った妊娠葛藤相談と同様、「結果に対して開かれた（ergebnisoffen）」という言葉で特徴付けられる[8]。相談のなかで何を話題にするかは来談者の自由であり、その結果としてどのような決断を下すかも本人にゆだねられる。妊娠相談を訪れるか否かはもちろん当事者の自由であり、また対話において来談者の主体性を尊重することがすべての根底に据えられる。たとえば――たとえ法律が禁じていようと――来談者が「代理出産」への希望を口にするのも自由であり、相談員は可能な限りの情報を提供する。ただし相談員の関心は、来談者が希望する具体的手段よりも、その心理社会的背景に向けられることになるだろ

5　連邦健康啓発センター（BZgA）が運営する妊娠相談所の検索サイトに、「ドイツのほぼ全ての妊娠相談所の1600か所以上の登録データが網羅されている」と書かれている。https://www.familienplanung.de/beratung/beratungsstellensuche/（2018年3月現在）

6　Beratungsnetzwerk Kinderwunsch Deutschland（BkiD: http://www.bkid.de/）. 同団体は「国際不妊カウンセリング協会（International Infertility Counseling Organization（IICO））」に加入している。日本からは「日本生殖医療心理カウンセリング学会」が参加している。

7　Dorothee Kleinschmidt/Petra Thorn/Tewes Wischmann（Hrsg.）, *Kinderwunsch und professionelle Beratung*, Stuttgart: Kohlhammer, 2008, S. 17.

8　Ibid, S. 21.

う。

心理社会的相談に関する文献において、前節における医学的見解とくらべても際立っているのは、本人の感じ方に対する鋭敏さである。

開業の心理療法師でありかつ相談所にも勤務するトレッツェル（Annette Tretzel）は、子どもを望む女性に月経のたびに繰り返される希望と失望の継起によって、「空しさの感情」が生み出されることを指摘している（以下、カッコ内の数字は BkiD のハンドブック[9]のページを示す）。「希望と失望の感情的交代は、『責任社会』[10]という支配的な時代精神から生み出された思考パターンによって強められる。『正しい生き方』の指針として通用する社会的模範。それは、自ら決定し、自ら責任をもち、最大限自らの主導権によって自らの人生を形成せよ、と言うものである」（24）。自らの身体が思い通りに機能しない不妊という現実に直面し、しかもその原因の一部が心理的なものかもしれないと告げられると、不妊は自分の責任であるというプレッシャーが強まる。もしかすると自分は無意識に子どもを拒否しているのではないか、と悩む人も多いという。あるクライアントは、「あなたの責任ではない」というトレッツェルの言葉に、「目から鱗が落ちる」ように感じ、「とても気が楽になった」と語ったという。

トレッツェルは、近年の生殖医療の可能性が大きくなればなるほど、それを用いることだけでなく、用いないことに関しても「各人の釈明が求められる」ようになったと述べる。なぜなら、「人が何かを本当に望むのならば、そのためにできることはすべてやるべきだ」というのが「責任社

---

9 Annette Tretzel, Den Körper Monat für Monat beobachten ..., in Dorothee Kleinschmidt et al. (Hrsg.), op. cit., 2008, S. 23-26.

10 たとえば社会学者 L・ハイトブリンクは、現代社会には「〔医療費の支払いや年金に関する）自己責任」や「企業の社会的責任」といった言葉が氾濫するにもかかわらず、複雑化およびグローバル化する社会において、責任概念の中身はますます曖昧になっているという。「しばしば責任が要請されるのは、不確実でなすすべもない（Ratlosigkeit）ような場面においてである。こうした状況が、これまでよりも社会的および文化的条件を重視した社会的相談の重要性をもたらしている」（Ludger Heidbrink, Verantwortung in Zeiten der Ratlosigkeit. Zur Rolle des Verantwortungsprinzips in der gesellschaftlichen Beratung, Referat an Deutsche Gesellschaft für Beratung, 24.9.2010. http://www.dachverband-beratung.de/weitere.php?docid=1）。

会」のモットーだからである。

> 「その種の機能主義的見解は、すべての成り行きを操作できるという
> 信念を強める。すると自分の身体における何かが機能しないときの不安
> の深さは計り知れない。しかし『わたしのからだ』は、私自身なのだ。
> 身体がしばしば思い通りに操作できない独自のシステムとして現れると
> き、ひとは、その身体と再び友好関係（Freundschaft）を結ぶことがで
> きるだろうか、と自問する」(25)

　トレッツェルが薦めるのは、「〔自分の〕身体を援助するために、身体
の合図に耳をすます」ことである。「すると身体は自らの機能を最大限に
果たすことができる。『自分の身体と友好関係を結びたい』と望むならば、
たとえ身体というパートナーが自分で探し当てたものでなかったとしても、
良い関係といえるものが何かについても留意すべきである。良い関係には
相互の敬意と尊重（Respekt und Achtung）も含まれる。たとえ身体が、あ
いにく期待された機能を（まだ）果たしていないとしても、それは特別な
種類の相手なのだ」(25)。
　哲学的には、身体の〈他者性〉[11] という概念を当てることができるだろ
う。ここには不妊という現実を身に受けた人々の経験が言い当てられてい
ると同時に、「健康な」人々が日々忘れている自己の身体へのいたわりが
込められている。

第3節　「子ども願望」の捉え直しのために

メディアでは米国の有名人たちの依頼による代理出産も取りざたされて

11　たとえば後藤浩子「フェミニズム＝マイナー哲学における〈身体〉」、金井淑子／細谷実
　　（編）『身体のエシックス／ポリティックス』、ナカニシヤ出版、2002 年

いる。しかし代理出産に手を伸ばそうとする人の多くは、子どもが持てないことに悩み苦しみぬいた末に、どうしても諦めきれない人々であろうと思われる。不妊治療の過程が「希望と失望の継起」であるのに対して、子宮摘出などにより決定的に出産を諦めざるを得ないことを前提とした代理出産は、絶望の闇のなかに差し込んだひとすじの光のように見えるかもしれない。また不妊治療では回数や期間に一定の限度を設けることが可能であるのに対して、代理出産は最後の切り札のような意味をもつことが多いだろう。しかしいずれにせよ「子ども願望」が亢進し、限度を失った心理的状態と関係する可能性があるという点で、「子ども願望」そのものに冷静な目を向けることの重要性を指摘することができる。

　法、医療、相談という３つの側面を通じて、「子ども願望」の限界をめぐる問題関心が見えてくる。法においては「規制」の問題として、医療においては「治療」という観点において、相談においては当事者の身体・心・社会のかかわりにおいて、その限界に目が向けられていた。前章ではドイツでは代理出産などが厳しく規制されていることを述べたが、本章では「不妊」に直面した人々へのケアの取り組みに注目した。代理出産を法律によって規制することはできる。しかし代理出産によってでも子をもちたいと思う人々の願望を、法律によって規制することはできない。かれらの苦悩を真剣に受け止めるならば、刑罰によって威嚇するばかりではなく、医療や相談におけるケアを通じて援助することの必要性が認識される。

　生殖技術の使用に関するドイツの医師たちの抑制的な態度は、不妊治療に対する心身医学的な治療実践に基礎をもっている。生殖技術による治療そのものがストレスを引き起こし、自然な妊娠を妨げる要因となりうるということが、不妊の心理的要因に目を向けることにつながった。そして患者たちの「子ども願望」に耳を傾けているうちに、そこにはかれら自身の「内的要因」が深く関わっていることが分かってきた。夫婦関係の安定のため、あるいは実現されなかった自己理想の「代償」としての役割を負わされた想像上の「子ども」たちは、自由な個人として生まれてくる実際の子どもたちとは

別の存在である。子どもへの願望を追求する人々に、実際に生殖技術が子ども
もを与える可能性はある。しかしそれ以前に、自分自身の「子ども願望」を
見つめなおす機会が与えられることにも大きな意義があると思われる。その
際、過度の願望などを「病理」に結び付ける傾向をもたざるをえない医療と
は別に、結果を問わない自由な対話としての心理社会的相談が果たすべき役
割に注目すべきであろう。技術が高度化し、医療システムが細分化・複雑化
した現代では、医療という枠を離れて自己へと立ち戻るために、心理的援助
の技能をもつ別の専門家の援助が必要とされる。

　相談といった地道な取り組みは、生殖技術の法規制をめぐる議論におい
ては見落とされてしまうことが多い。しかしその規制によって技術的解決
への道を閉ざされてしまう人々の苦悩に目を向けるならば、そうした人々
への援助を用意することの必要性が理解されるであろう[12]。

---

[12] 第5・6章のもとになったのは、2010年6月12日に東京大学で行われたシンポジウム「生
命の資源化の現在」における発表である。私の発表に応じて質問してくださった水野紀子
教授（東北大学）によって、つぎのような指摘を受けた。「そういう〔不妊に悩む〕方々に
対するカウンセリングのサポートというのが、もしかすると教化になりはしないか。思考
の自由の領域に入り込んでしまうことを意味しないかという原理的な危惧がございます」。
またDV被害者への精神的支援、あるいは不用意に妊娠してしまった少女たちへの「物質
的な経済的なさまざまな支援」が必要であると言うなら理解できるが、生殖補助医療の希
望者たちへのサポートがどうして必要なのかが分からない、と。私（小椋）は、「過大な子
ども願望」が一種の強迫観念のようにして当事者の意思決定を損なってしまう場合がある
こと、またカウンセリングが原理的にクライアントの自発性を基礎としていること、そし
て不妊治療にはお金をかけるけれどもカウンセリングには取り組まれないことが当事者の
苦しみを増している可能性があることなどを述べた。本書第3章を通じて、若年妊娠者に
対しては、経済的援助だけでなく心理社会的援助も重要であることは示すことができたと
思われる。しかし不妊の悩みを抱える人への心理社会的援助に関して、本書では日本の状
況に即して論じることはできなかった。
　不妊の悩みに関する日本の状況について、私が主に念頭に置いているのは、大日向雅美に
よる研究である（『母性は女の勲章ですか？』、産経新聞社、1992年）。ある女性からの手紙
には次のように書かれていた。「『不妊』は他の病気のように激痛に喘ぐでもなく、ただ真綿
で首を絞める緩やかさで私たちを侵していくのです」。当事者の自助団体としてはフィンレ
ージの会が有名であり、仲間同士の交流のほか、生殖医療の諸問題に関して発言している。
　本書で述べたように、生殖補助医療の規制について語る場合には、同時に不妊に苦しむ
人々への援助についても語らなければならないという考えは変わらない。着床前診断に関す
る議論においても「子ども願望」という概念が大きな役割を果たしたように（第8章第5節）、
今後も形を変えながら続くであろう議論に対応し、考察を積み重ねてゆかなければならない。

第 7 章
「新型出生前診断」をめぐるドイツの生命政策
──ドイツ倫理評議会答申（2013 年）と妊娠葛藤法改正（2009 年）

　本章の主な内容は、玉井真理子／渡部麻衣子（編）『出生前診断とわたしたち』（生活書院、2014 年 5 月、167-198 頁）にすでに収録されたものである。しかし本書に出生前診断に関する内容を欠落させるのは読者の便益にならないと考えた。また前著では翻訳を提供するに伴い難解になった記述があるため、本章では改めてドイツにおける「医学的適応」の経緯をまとめ、分かりやすくするため大幅に書き変えて掲載することにした。なお、妊娠葛藤法第 2a 条、ドイツ倫理評議会答申『遺伝子診断の未来』の勧告部分の全訳は、本書では省かれているので、必要な方は前著を参照されたい。

第 1 節　「新型出生前診断」をめぐる日本とドイツの現状

　2018 年現在、日本のマスコミにおいて、「新型出生前診断」または「新出生前診断」に関する話題が盛んに取り上げられている。専門家の間では「無侵襲的出生前遺伝学的検査（NIPT）」と呼ばれるものである。この検査の日本への導入をめぐって問題提起され、2013 年 3 月 9 日、日本産科婦人科学会倫理委員会より「母体血を用いた新しい出生前遺伝学的検査に関する指針」[1]（以下、「日産婦指針」と呼ぶ）が発表されるとともに、日本

---

[1]　日本産科婦人科学会ホームページ　www.jsog.or.jp/news/pdf/guidelineForNIPT_20130309.pdf（2014 年 3 月確認）

医学会の認定を受けた病院（当初 15 施設であったが、2020 年 8 月現在 109 施設に増加）で臨床研究として実施された[2]。その認定を受けるには、臨床遺伝専門医および認定遺伝カウンセラーなどが在籍し、検査前後に十分なカウンセリングを行うことなどが求められている。検査の対象は、高齢妊娠や過去に染色体異常の子を妊娠したことがある妊婦などに限られる。2018 年 3 月 3 日、日産婦は指針を一部変更し、一般診療として実施することを決定した。その背景には、2016 年後半から一部の医療機関が指針を無視して無認定のまま検査の提供を開始し、このままでは無秩序に拡大しかねないという懸念がある。

　新聞報道[3]によると、臨床研究の中心となっている共同組織「NIPT コンソーシアム」のデータで、2013 年 4 月から 2017 年 9 月までに検査を受けたのは 51,139 人であった。その結果、「陽性」は 933 人（1.82％）、「陰性」は 50,028 人（97.83％）。「陽性」933 人のうち 781 人が羊水検査などの確定診断を受け、700 人が「異常あり」、81 人は「偽陽性」（実際には染色体異常のない胎児）であった。「陽性的中率」は 86.8％となる。陽性の結果が出た人のうち、妊娠継続を選んだのは 26 人、中絶に至ったのが 654 人、その他は子宮内死亡などとされる。メディア報道は、こうした結果に関して「『命の選別』との批判も根強い」などと付け加えるのが常である。

　ドイツでは国内の検査会社（LifeCodexx 社）が「プレーナテスト（PraenaTest）」という名称で同様のサービスを提供しており、各地の病院で実施されている。この検査の導入は、ドイツにおいても論争を呼んだ。2013 年 11 月 1 日付け読売新聞「揺れる命　世界は今　2：独、優生思想を懸念」によれば、2012 年 7 月、「カトリック関連団体が『中絶反対』な

　2　市野塊「（取材後記）新型出生前診断のひずみ　目立つ認定外施設、国は対策を」朝日新聞、2020 年 8 月 4 日。この臨床研究に関する新聞報道としては、2013 年 7 月 16 日付読売新聞「新型出生前診断 1500 人：研究必要数の 1.5 倍」、2013 年 7 月 18 日付同紙「新型出生前診断　陽性 29 人：1534 人検査　確定後、2 人中絶」、2013 年 11 月 22 日付毎日新聞「新型出生前診断　陽性 53 人が中絶　3500 人解析　羊水検査後」など
　3　2018 年 1 月 28 日付毎日新聞「新型出生前診断　「命の選別」定着懸念」

どと訴え、検査会社前でデモ行進。与党・キリスト教民主同盟の国会議員も『ダウン症の排除が進む』と懸念を表明した」。下記で検討するドイツ評議会答申は、同記事において次のように紹介されている。「医師や倫理学者、法学者などでつくる政府の『ドイツ倫理審議会』は今年4月、検査後、障害のある子を産むと決めた家族には、負担の軽減が必要だなどとする見解を発表。すでに行なわれている新型検査の運用指針が公的に示されたが、反対意見もいまだ根強い」。先取りして言えば、この「負担の軽減」とは主として障害のある子をもつ可能性のある人々の心理社会的負担の軽減と、障害者の社会的統合（インクルージョン）の促進を意味している。

　本稿では、まずドイツにおける「医学的適応」の経緯と実態についてまとめ（第2節）、2009年に改正された妊娠葛藤法（第3節）、および同年制定された遺伝子検査法（第4節）の内容を検討する。さらに2013年に出されたドイツ倫理評議会の答申『遺伝子診断の未来』の内容を分析し、日本の対応との差異および今後の政策展望について考察する（第5節）。なお、ドイツにおいて「妊娠葛藤相談」という言葉は、正確には、第1部で扱った相談規定に基づく妊娠中絶の要件として、相談を受けたという証明書が発行される相談を指している（第2章1節参照）。出生前診断に関係するような相談は、それよりも広い概念としての「妊娠相談」に当たるものである。しかし日本では、これについて紹介しているNHKの番組[4]などでも「妊娠葛藤相談」と呼ばれている。たしかに「妊娠相談」という書き方では、法律に基づいて熱心に取り組まれているドイツの相談を背景とした取り組みであることが分かりにくいので、本書でも「妊娠葛藤相談」と呼ぶことにする。

4　NHK、2014年4月28日放送「クローズアップ現代：新型出生前検査　導入から1年　〜命をめぐる決断　どう支えるか〜」、http://www.nhk.or.jp/gendai/articles/3491/1.html（2018年3月確認）

第2節　ドイツにおける医学的適応

　本書第1章1節では、1976年に定められた「緊急事態適応」から1995年の「相談規定」への流れ、つまり医学的理由による場合および強姦などの犯罪による妊娠の場合以外の妊娠中絶の扱いについて述べた。本章では、医学的理由による妊娠中絶、すなわち「医学的適応（medizinische Indikation）」に注目する。

　「医学的適応」の脈絡を探るため、妊娠中絶をめぐるドイツの歴史を再び簡単にまとめておこう。

　中世にはキリスト教の影響によって妊娠中絶に厳しい罰則が定められていたのは周知のとおりであるが、必ずしも厳格な取り締まりを受けていたわけではない[5]。しかし近代になると、医学の発展により妊娠を確認する手法が開発されるとともに、密かに行われる中絶を摘発し処罰することに力が注がれるようになった[6]。20世紀に入り、とりわけヴァイマル時代には非常に厳しく追及され、女性、医師、堕胎師などが逮捕・処罰された[7]。それまで処罰の例外規定はなかったが、1927年、ライヒ裁判所は、妊婦に死亡あるいは重大な健康被害の危険があり、「医師によって指示された妊娠中断」は「違法でない」と初めて判示した[8]。これが現在に至る「医学的適応」の始まりであるとされる。その後、ナチ党による中絶厳罰化の

5　バーバラ・ドゥーデンは、18世紀前半の医師の手記を丹念に読み解いている。少なくとも女性が胎動を感じ、妊娠をはっきり認識するまでは、中絶という観念そのものが成り立たなかった。いまでいう堕胎薬は、月経の止まった女性の「血の滞りを解き、再び流れを取りもどそうと」するための薬であったかもしれないのである。バーバラ・ドゥーデン『胎児へのまなざし——生命イデオロギーを読み解く』、田村雲供訳、阿吽社、1993年、99頁

6　医師で法医学者のブルクェは1788年の著書において、絶対主義プロイセンにおける人口増加政策の意図のもと、妊娠を発見し堕胎を防ぐために公共浴場を監視することを提案している。また彼は、「衣服を脱がせて」、膣に指を入れて妊娠を発見する方法を述べている。同上、147頁

7　Michael W. Lippold, Schwangerschaftsabbruch in der Bundesrepublik Deutschland – Sachstandsbericht und kritische Würdigung aus theologisch-ethischer Perspektive, evangelische Verlagsanstalt, Leipzig, 2000, S. 38.

8　Op. cit., S. 40.

時代、敗戦後の混乱などを経て、1976 年に現在とほぼ同じ条文が制定された[9]。1995 年改正後の現行法に従って引用する。

【ドイツ刑法第 218a 条第 2 項（医学的適応）】
「妊婦の同意を得て医師により実施される妊娠中絶は、妊婦の現在及び将来の生活諸事情を考慮した場合、医師の認識によれば、妊婦の生命に対する危険または身体的もしくは心的健康状態に対する重大な侵害の危険を防止するために妊娠中絶が適切であり、かつこの危険が彼女に期待可能な他の方法では回避されえない場合には違法でない」[10]

　第 1 章にも述べたように、「医学的適応」とは、妊婦の生命や健康への危険のため、医学的に判断して妊娠中絶が適切な処置として認められることを指している。まず当てはまるのは、中絶処置を行わなければ、妊婦が死亡または重度の障害を負う危険性が高いような場合である。しかしこの条文には、そのほか「心的健康状態（der seelische Gesundheitszustand）に対する重大な侵害の危険」がある場合もまた医学的適応が成り立つとされている。言葉通りに取れば、たとえば妊娠に対して極度の不安をもつ精神疾患の患者に、妊娠継続を望みえない場合などが当てはまるように見える。しかし「妊婦の現在及び将来の生活諸事情を考慮した場合」と書かれているように、現在差し迫った健康へのリスクだけでなく、その人の「生活諸事情（Lebensverhältnisse）」を将来にわたって考慮し、医師が総合的に判断することになっている。第 1 章で扱った従来の「緊急事態適応」もそうであったが、それぞれの医師が中絶の可否を判断する「適応規制」という

9　ただし第 1 章で述べたように、受胎後 22 週（妊娠 24 週）までの期間に限られていた制限が、1993 年の改正によって撤廃された。これによって新たに可能となった中絶は、「後期中絶（Spätabtreibung）」として問題となっている。
10　上田健二／浅田和茂（訳）「ドイツ新妊娠中絶法——「妊婦および家族援助法改正法」とその理由書」、「同志社法学」第 246 号（47 巻 6 号）、1996 年、487 頁

あり方が、混乱と論争を引き起こしてきた。また、日本の母体保護法における「妊娠の継続又は分娩が身体的又は経済的理由により母体の健康を著しく害するおそれのあるもの」（第14条1項）という文言と同様、伝統的に拡大解釈されてきた条文であることは否めない[11]。なぜなら、出生前診断で胎児の染色体異常が確認される場面を想定するなら、障害をもつ子が生まれるからといって、その母の「心的健康状態」が大きく損なわれると医学的に予測できる場合は非常に限られるであろうからである。

　1993年に胎児条項[12]が削除されたことは第1章で触れた。それまでは胎児の障害を理由とした中絶が認められていたのだが、この時点で削除されることになったのは、やはりナチ党時代の障害者排除への反省が浸透してきたためであろう。「人間の価値」展[13]が開催されたのは、ようやく1988年のことである。そこではナチ党時代の致死的な人体実験や、T4計画〔障害者安楽死計画〕をはじめとした蛮行が白日の下に曝された。その後、関与した具体的な個人や団体の過去が追及されるとともに、胎児の障害を理由として妊娠中絶を認めるという根拠づけは、もはや持ちこたえられなくなったと考えてよいだろう。しかし胎児に障害が判明した場合の中絶が許されなくなったわけではない。ドイツ人類遺伝学会は、「この改正が胎児適応を医学的適応に組み込むことを意図しているのは明らか」（I）だという立場をとっている（ローマ数字は同学会による声明文書[14]の節番号を

11　ただし私は、拡大解釈であるからといって直ちに法実務の運用が不当であると言うつもりはない。第1章6節に述べたように、中絶問題は法律の条文を変更することで「解決」することができるようなものではなく、時代を越えて社会的に取り組むべき課題である。

12　旧西ドイツ刑法に存在した胎児条項の条文は次の通り。「子が遺伝的素質のため若しくは出生前の有害な影響のためにその健康状態に除去しえない損傷を被り、その損傷が妊婦に妊娠の継続を要求しえないほど重大であると認めるべき有力な根拠があるとき」。アルビン・エーザー『先端医療と刑法』、上田健二／浅田和茂（編訳）、成文堂、1990年、326頁

13　Ch. プロス／G. アリ『人間の価値──1918年から1945年までのドイツ医学』、林功三（訳）、風行社、1993年

14　Kommission für Öffentlichkeitsarbeit und ethische Fragen der Gesellschaft für Humangenetik e.V. und Berufsverband Medizinische Genetik e.V. (1995) Stellungnahme zur Neufassung des § 218a StGB. medgen 7: 360-361. ＝玉井真理子（ら著）「出生前診断と胎児条項－ドイツの胎児条項廃止とドイツ人類遺伝学会－」、「信州大学医療技術短期大学研究紀要」24巻、49-60頁。ただし引用文は原文からの小椋の翻訳による。

示す）。つまり胎児の障害を直接の理由とした中絶は認められないとしても、それを背景とした妊婦の身心の健康への重大なリスクを理由とした中絶は認められると言うのである。同学会によれば、「胎児適応の枠内で妊娠中絶の適応を出す真の理由は、児の疾病や発達異常を『生きるに値しない（lebensunwert）』と判断しているからであると、常に誤解されてきた。……これ〔胎児条項の削除〕によって、障害のある人の生命は、障害のない人よりも保護を受けることが少ないという誤解が予防される」（Ⅳ）。妊娠中絶の適応は、あくまで妊婦の心身の健康に対するリスクに関する判断に基づくのであって、「所見の種類や、予想される児の疾患や障害の重さに左右されない」（Ⅴ）。

　出生前診断の実施について、ドイツ人類遺伝学会は次のように述べている。「不安を抱える妊婦が、児の疾患や発達異常のリスクを明らかにすることを望む場合には、今後も出生前診断を提供することができる」（Ⅲ）。ただし出生前診断に先立つカウンセリング[15]では、「陽性の結果が出たときには深刻な葛藤状況に陥る可能性があること」（Ⅲ）、また診断後のカウンセリングでは、「陽性所見が子どもの発達に対してもつ意味に関する詳しい情報」（Ⅴ）などを取り上げるべきとされている。さらに、カウンセリングと適応確認を行う遺伝専門医には、「遺伝カウンセリングの心理学的および倫理的な側面に関する研修規定に基づく資格認定（Qualifikation）」が要求されている（Ⅷ）。

第3節　出生前遺伝子診断の条件──遺伝子診断法

　2009年7月31日に成立したドイツの遺伝子診断法は、第15条で、出

15　「カウンセリング」も「相談」も、同じ Beratung という言葉の訳である。日本語では「遺伝カウンセリング」という言葉が一般的になってきている。そのため本稿では、遺伝子診断法で義務付けられているものを「カウンセリング」と訳している。

生前における遺伝子診断を行うための条件について規定している[16]。ドイツ倫理評議会答申によれば、この対象にはいわゆる「新型出生前診断」や羊水検査など直接的な遺伝子検査だけでなく、超音波によるNT検査、第1三半期スクリーニング、母体血清マーカーテストも含まれるとされる[17]。というのも、同法第15条1項には、「妊娠中ないし出生後における胚または胎児の健康を害する特定の遺伝学的諸特性を対象とした検査」[18]と書かれており、トリソミーなどもそうした「遺伝学的諸特性」に含まれるからである。同法によれば、出生前の遺伝子診断は、「医療目的に限って（nur zu medizinischen Zwecken）行なうことが許される」。たとえば単に身体的特徴や能力に関係するとされる遺伝子の検査は禁止される。許されるのは、胎児の疾患ないし健康障害の原因となる遺伝子、または治療のための薬物反応性などに関係する遺伝子の検査だけである。

　まず検査前に、遺伝子診断法第9条による「説明（Aufklärung)」を受け、同8条に基づく同意書を作成することが求められている。説明内容について詳しく定められているが、特に出生前診断に関しては、検査資料の採取に伴うリスクと、「検査結果を知ることに伴う健康上のリスク」について説明すべきとされる。たとえば、胎児障害のリスクについて知ることが、精神的な不調に結びつく可能性がこれに当たるだろう。また「知らないでいる権利」について説明すべきとされ、その権利には「検査結果またはその一部を知らされず、廃棄させる権利が含まれる」（第9条5項）。検査を

16　遺伝子診断法の翻訳は、清水耕一『遺伝子検査と保険——ドイツの法制度とその解釈』、千倉書房、2014年を参照。ただし本文中の翻訳は小椋による。遺伝子診断法に関する概略的な紹介については次を参照のこと。山口和人「【ドイツ】遺伝子診断法の制定」、「外国の立法」240（1)、2009年、12-13頁。渡邊斉志「海外法律情報 ドイツ——遺伝子診断法」、「ジュリスト」1387、2009年、103頁

17　Deutscher Ethikrat, Die Zukunft der genetischen Diagnostik – von der Forschung in die klinische Anwendung (Stellungnahme), 2013, S. 86.

18　遺伝子検査法第15条1項には、「特定の遺伝的諸特性のためその効果に影響を受ける医薬品によって胚または胎児の治療が予定されている場合」も対象とすると書かれている。いわゆる「ファーマコゲノミクス」に基づき、特定の遺伝子の型によって、ある薬が効きやすかったり、副作用が押さえられたりするなどの特性を知るための検査である。

受けた後であっても同意は撤回可能であり、検査データを報告せず消去してもらうこと、あるいはデータの一部だけを聞いて他は消去してもらうことも可能である。

第10条では、「遺伝カウンセリング（genetische Beratung)」について規定される。すでに発病した疾患に関する遺伝子検査（「診断的遺伝子検査」）の場合には検査前に、まだ発病していない疾患または自分には発病せず子どもに発現しうる疾患に関する検査（「予測的遺伝子検査」）、および出生前遺伝子検査の場合には、検査の前と後に、遺伝カウンセリングを提供しなければならない。その方法と内容については、「遺伝カウンセリングは、一般的に理解でき、結果を問わないかたちで（ergebnisoffen）なされなければならない。特に医学的および心理的ならびに社会的に起こりうる諸問題に関する詳しい検討を含む」と規定されている（第10条3項）。また出生前診断の場合には、「妊娠葛藤法第2条に基づく相談への権利について示されなければならない」とされる（第15条3項）。

第4節　妊娠葛藤法第2a条
——児の疾患や障害に関する相談の法的義務付け

2009年6月12日に第2a条が追加された妊娠葛藤法も、出生前診断に関する相談について規定している。遺伝子診断法に基づくカウンセリングは、「遺伝カウンセリングのための資格をもつ医師」（第7条3項）によってなされるのに対し、妊娠葛藤法による相談は、「児の身体的または精神的な健康が損なわれているという推定に有力な根拠がある場合に、妊婦に対して診断を伝える医師」によってなされる[19]。産科医が遺伝カウンセリングの専門資格を持つ場合もあると思われるが、基本的に前者は遺伝学的

19　妊娠葛藤法第2a条の全訳は、玉井真理子／渡部麻衣子（編）『出生前診断とわたしたち』、生活書院、2014年、178-179頁に掲載した。

側面から、後者は概ね産科医によってなされると考えてよいだろう。

　妊娠葛藤法に基づく相談の内容に関しては、「その〔出生前診断の〕所見から生じる医学的および心理社会的な諸側面について、出生後の子どもにおける当該健康障害に関する経験をもつ医師に参加を求め、相談を行なわなければならない」と規定されている。つまり単に「医学的」説明だけでなく、「心理社会的な諸側面」を含むべきことが明文化されている。「心理的」側面としては、医学的所見の説明の後、まずは当事者の女性が診断結果についてどのように感じており、問題となっている疾患や障害について、どのようなイメージを抱いているかに傾聴するところから始まるだろう。話の流れによっては、中絶した人、あるいは障害のある子どもを産む決断をした人たちの体験談が引き合いに出される。「社会的」側面としては、パートナーとの関係や、産むと決めた場合に生活の支えとなる社会制度なども含まれる。経験を有する小児科医の参加が求められているのは、子どもの疾患や障害に関する誤った情報やイメージを訂正しなければならない場合に、正確な知識が必要だからだと考えられる。ただし同法には、「相談は、一般的に分かりやすく、かつ結果を問わない形で行なわれる」とも書かれている。つまり難解な医学的知識をかみ砕いて日常的な言葉に置き換える柔軟な発想力が必要であるとともに、第2章で述べた妊娠葛藤相談と同様、産む／産まない決断へと誘導するような仕方ではなく、当事者自身が自分の感情や考えを整理できるように、率直な発言を引き出すだけの相談技量が求められる。このほか新条項には、妊娠葛藤相談所について情報提供することが義務付けられており、当事者が希望すれば、同相談所および「自助グループまたは障害者団体へのアクセスを仲介しなければならない」と明記されている。

　妊娠葛藤法第2a条2項には、医学的適応に基づく妊娠中絶を行う医師も、第1項と同様のカウンセリングを行うことが義務付けられている。この時再び「第2条による別のより深い心理社会的相談」、つまり妊娠葛藤相談をまだ受けていない場合には、再び情報提供することとされている。

この表現からも、医師による心理社会的相談に比べて、妊娠葛藤相談には「より深い」内容が求められていることが分かる。それは心理的および社会的な内容に焦点をあてた相談であり、たとえば医療者には打ち明けにくいような感情的な問題や、夫婦や親類関係における軋轢などについても安心して相談することができる。

また、医学的適応に基づく中絶は、緊急を要する場合を除いて、適応確認から3日を経過した後で行われなければならないと規定されている。このような熟慮期間が設けられている背景には、胎児の生命の保護という観点において、中絶を思いとどまることができる機会を設けることが要請されること、あるいは中絶に至るにせよ、少しでも考えを整理しておくことが女性の将来の心的健康を保つ上で有益であるといった考慮がある。

そして第3項では、妊娠中絶に対する医学的適応の確認を行う医師は、「第1項および第2項による相談および仲介あるいはその断念に関して、妊婦の書面による確認を受け取らなければならない」とされている。適応確認を行う医師は、中絶処置を担当する医師とは別でなければならないので、出生前診断の結果を伝える医師と中絶を担当する医師による相談が行われたことを確認するために、このような規定がある（刑法218b条）。女性は妊娠葛藤相談への仲介を断ることもできるのだが、その場合には断る意志を示す署名が必要とされている。このように妊娠葛藤相談は、義務付けられてはいないものの、念入りに勧められている。筆者（小椋）が知る限りでは、これまで各病院と妊娠相談所との連携は、各機関の自発的な取り組みに任されていた。医師たちの間には、医療とは一定の距離を保つ心理社会的相談に対する不信感があり、連携はなかなか進まなかった。しかし、この改正によって病院と妊娠相談所の連携に関する法的な根拠が与えられ、病院から妊娠葛藤相談所への紹介やフィードバックが盛んにおこなわれるようになったという[20]。このように「医療」の体制から区別された相談所の存在は、当事者にとって大いに助けになるだろう。

第5節　ドイツ倫理評議会答申
——障害を持つ子を受け入れる社会

以下、丸括弧内の数字は次の文書のページ番号を示す：Deutscher Ethikrat, Die Zukunft der genetischen Diagnostik – von der Forschung in die klinische Anwendung（Stellungnahme）, 30. April 2013.

2013年、ドイツ倫理評議会は『遺伝子診断の未来——研究から臨床応用へ（答申）』を発表した（なお、この答申には英語版[21]も公開されており、翻訳に当たっての参考にした）。同答申は「A　遺伝子診断一般について」と「B　出生前診断について」の部分に分かれている。以下では、主に出生前診断に関する勧告とその根拠について分析する。その結論部分に当たる「勧告」はB1〜B9に分かれているが、次にはB1とB2を中心に取り上げる。

　「B1.　診断方法やその精度がさまざまであること、決断の必要性が生じるかもしれないことに鑑みると、遺伝学的な出生前診断に先立つ説明と相談は、妊婦の独特な精神状態に配慮すべきである。その際、診断法を用いないことや、告知を受ける情報の範囲を制限できるということもまた、責任ある選択肢として言及されるべきである」（178-179）

日本でも当初、「新型出生前診断」が「精度99％」と報道されたことから、大きな混乱が生じたことは周知のとおりである[22]。またクアトロテス

20　2008年8月、筆者は、遺伝相談および妊娠相談に関するドイツ現地調査のため、出生前診断に関する心理社会的相談を先進的に行なっているブレーメンの「カラ相談所（Cara Beratungsstelle）」などを訪れた。当時ブレーメンでは病院との連携が始まっていたが、他の地域ではおそらくまだ着手されていなかった。

21　German Ethics Council, The future of genetic diagnosis – from research to clinical practice（Opinion）, 30 April 2014. http://www.ethikrat.org/files/opinion-the-future-of-genetic-diagnosis.pdf（2014年2月参照）

22　2012年8月29日付読売新聞1面「妊婦血液でダウン症診断　国内5施設　精度99％、来月から」。松原洋子「日本における新型出生前検査（NIPT）のガバナンス——臨床研究開始まで」、『生存学研究センター報告』22、2014年、69-85頁

トや NT 検査など、「80 分の 1 の確率で胎児が 21 トリソミーである」といった結果が出るタイプの検査では、どの程度の確率ならば羊水検査に進むのか、また結果が確定すれば中絶するのか、といった「決断」の前に立たされることを、検査前に十分に説明し、相談しておくべきである。

「妊婦の独特な精神状態」は、第 1 章 2 節でも述べたように、第二次堕胎判決で連邦憲法裁判所が「妊娠葛藤」を説明する際に用いたキーワードである。妊娠初期は、ホルモンバランスの変化によって、ただでさえ心理的に不安定になりやすい時期である。たとえそれが「望んだ妊娠」であったとしても、出産や子育てへの不安、今後の生活や経済事情、パートナーとの関係などについて問題を抱えることはまれではない。ましておなかの子に障害があるかもしれないと知らされたとき、多くの人は実存的な葛藤を経験する。上述のように、ドイツの遺伝子検査法や妊娠葛藤法が、検査の前と後にわたり、医療の側からも非医療の側からも相談の提供を義務付けているのはそのためであり、特に（非医療の側に立つ）妊娠葛藤相談の役割が重視されていた。何らかの社会的プレッシャーから出生前診断を受けなければならないと考えている当事者に、「出生前診断を受けないという選択も、責任ある選択肢である」ことを、はっきり告げるべきだとドイツ倫理評議会は指摘している。次に二つ目の勧告を見てみよう。

　　「B2. 身体的または精神的な障害があるかもしれない子どもに対して、世話と安心と愛を与えようとする親たちの覚悟は、社会と国家によって高く評価されるにふさわしい。特に、当事者の親たちの多くが体験する感情、とりわけ始めの数年間の特別な要求の多い時期における孤立感に対処できるよう、障害のある子どもの親たちに寄り添い、負担を軽減するような援助活動へのアクセスを容易にすることがこれに含まれる。障害のある人々に対する態度の変化がより深く社会に根を下ろし、利用しやすい相談や負担軽減の措置を拡充することが、国連障害者権利条約の土台であるような障害の社会モデルおよびインクルーシブ・モデルの支えにもなる」(179)

「身体的または精神的な障害があるかもしれない子ども」は、これから生まれてこようとする子どもたちの全員である。しかし出生前診断という形で、より具体的に診断名や確率が突き付けられるとき、「健康な子ども」を夢見ていた親たちの多くは不安に震える。そのような不安を乗り越えて子どもを産む、あるいは最初から出生前診断を受けないという選択肢を取る寛容さが、「社会と国家によって高く評価されるにふさわしい（gebührt die Wertschätzung：直訳すれば「価値評価が当然与えられるべきである」）」と明言されていることは注目に値する。

　ここではとりわけ障害をもつ子どもの親たちの「孤立感」に言及されている。およそ幼児には「特別な要求」が多いものであるが、障害の特性に応じたニーズに配慮し、相談による仲介や施設や制度の充実などによりサービスを受け易くすることが、障害を持つ子を育てる親の行いに高い価値を認める社会国家の当然の義務として述べられている。

　さらに障害者の権利を守るための国際規範として、「障害の社会モデルおよびインクルーシブ・モデル」に言及される。ただしこれらは、出生前診断を制限する根拠として引き合いに出されているのではなく、障害者に対する人々の「態度（Einstellung）」を変革するにあたって目標とすべき理念として位置付けられている。

　さて、評議会のなかで意見が分かれる問題については次節で述べることにして、全員の意見が一致している点を確認しておく。まず、出生前遺伝子診断を行う医療機関は、「専門的な超音波診断」が可能で、かつ「心理社会的相談機関との協力体制をもつ」施設、つまり妊娠葛藤相談所と連携した体制をもつ病院でなければならない（B4）。陽性所見の際、「予期される障害の具体的特徴をより詳しく解明するための特殊な超音波検査」が受けられる体制が取られていなければならない（B5）。必要に応じた法規制の参考にするため、各検査についての検査数や結果の検証、および「社会実証的および倫理学的な付随研究」がなされなければならない（B7）。

第6節　ドイツ倫理評議会における議論の対立
——「自己決定」をめぐって

　評議会で特に見解が分かれたのは、とりわけ「生殖の自己決定の射程と責任」(153-161) に関する議論である。一方は、親が胎児の遺伝学的情報を得る権利を広汎に認めるべきとする主張であるのに対し (153)、他方は、その権利には「内在的な限界」(156) があると主張し、検査に対する規制を求めている。答申においてその名称で呼ばれているわけではないが、本稿では前者を〈容認論〉、後者を〈制限論〉と呼ぶことにする。容認論（「特別意見2」）に賛同したのは全評議員 26 名のうち 8 名であり、制限論（「特別意見1」）に署名したのは 4 名である。本書では「自己決定」に関する意見の相違に焦点を絞る。

　まず両論に共通する見解として、人間が「生殖の自己決定、生殖の自律あるいは生殖の自由」と呼ばれる権利をもつことは、「倫理においても法においても一般に争いがない」(149)。この権利は「防御権（Abwehrrecht）であり、したがって国家主権による介入には特別の正当化が必要である。妊娠した女性が自らの妊娠について決断する時、なかんずく生殖の自己決定に対する彼女の権利というコンテクストにおいて眺められるべきである。しかしこの〔出生前診断という〕状況の特殊性は、もろもろの決断がしばしば胎児にも関係するという事情に存する。つまり結局のところ女性は自分自身に関してだけでなく、彼女が懐胎する他の生命体に関してもまた決断しているのだ」(149)。このように、生殖の自己決定と、それはすなわち胎児に関する決定でもあるということの間の緊張関係が、議論対立の構図を描くことになる。

　まず容認論の主張を見てみよう。

　　「一方の見解によれば、生殖の自由は、望まれたすべての情報、したがってまた胎児に関するすべての遺伝学的情報を受け取る親の権利を含

む。この権利は、いずれにせよ家族の設立という観点における自己決定
にとって必要な情報を包含するのである。胎児の遺伝学的構造に関する
かなりの情報は、治療的または予防的措置を取るという目的に適合して
いる。それらの情報はまた、妊娠した女性や当事者家族に課せられ、克
服しなければならない負担を見積もるためにも役立つ」(153-154)

　このように容認論は「生殖の自由」を広く理解し、親が胎児の遺伝学的
情報を得る権利を含むと主張している。その根拠は、「家族の設立」に関
する自己決定の権利に求められる。容認論においても、胎児の健康に関わ
らない情報（身体的特徴や能力などに関係するとされる情報）の取得は制限す
べきであるとされているが、治療や発症予防、また疾患や障害をもつ子ど
もの養育に伴う特別な負担に関する情報を得る権利は、これから家族を作
ろうとする人々が自ら決定するにあたって当然に与えられるべきだと言う
のである。また治療や予防に結び付かない情報であっても、女性が妊娠の
継続か中絶かを決断するための手掛かりになるものであれば、与えられる
べきだとされている。もっとも法律上は、女性が合法的な中絶を自ら決断
できるわけではなく、刑法第218a条2項に基づき、医師が医学的適応を
出さなければならない。「しかしながら、相応の情報を女性に与えないこ
とや、医師が医学的適応を出すために必要な基礎情報をもたらす可能性を
最初から奪ってしまうことは正当化できない」(154)。
　上述のように、生殖の自己決定に国家権力が介入するには、特別な正当
化根拠が必要である。それは通常、胎児の生命権や保護責任者の義務から
導き出される。これに対して容認論は次のように反論している。

　　「胎児の特定の遺伝的構成に関する知識は、必ずしも親が妊娠継続し
　ないと決断する結果に結び付くとは限らない。現代生殖医療の発展と出
　生前診断の使用は、子どもを親の選好の対象物にしてしまうことにはま
　ったく繋がらない。これらを十把ひとからげに想定する者は、その遺伝

学的知識を、責任をもって扱っているすべての親たちを差別している」
　　　(154-155)

　容認論は、出生前診断の結果を受けて中絶を決断することの本質を、
「かれらの個人的な能力と可能性の限界を規定すること」だと見ている
(155)。つまり、真剣に考慮した結果として、重い障害をもつ子どもを育
てる能力が自分個人にはなく、そのための環境を整える方法を思い描くこ
ともできないという判断が、妊娠継続を諦めるという決断であるとされる。
親の好みによって子どもを選んでいるわけでも、果たすことができる責任
を放棄しているわけでもない。そうした決断は、「同様の障害を持ちなが
ら人生を乗り切っている人々を貶めるいかなる判断も、まして彼らに関す
る社会的なメッセージも含むものではない」(155)。つまり障害胎児の中
絶という決断は、もっぱら自分たちの家族に関するものであって、障害者
一般を貶める意図をもつものではないとされる。刑法 218 条 2 項（医学的
適応）が合法的な中絶の要件として規定しているのは、当事者のこうした
決断をもとにして医師が下す判断であるとされている。その他、NIPT に
よる陰性所見によって不安や侵襲的検査を回避できる人々の多さや、子ど
もが大きくなってから発症すると予想される疾患が親子にもたらす負担の
重さなどに言及されている。
　容認派の議論内容に連なる「特別意見 2」においては、「妊娠葛藤」が
引き合いに出されている。「倫理学的分析は、人々の生活の現実に目を向
けなければならない。それが指し示すのは、妊娠と親であることの特殊性
である」(185)。同意見によれば、これまでの倫理学的論争は 3 つの原理
に基づいてなされてきた。一方で〈妊婦における生殖の自己決定権〉、他
方で〈生命保護に対する胚または胎児の権利〉および〈将来の子どもの自
己決定権〉である。しかし、これらを補完する視点として、「妊娠葛藤」
が考慮されるべきであるとされる。「なぜなら、出生前診断というコンテ
クストにおける生活の現実のなかで、女性たちの行為は、自分の生活の利

益に関して決断する彼女の権利を優先することに向けられているのではなく、将来の子どもと家族に対する、その決断に付随する彼女の責任に向けられているからだ」(185)。つまり彼女らは、"中絶した方が自分にとって得になる"と考えて選択するのではなく、"果たしてこの子を育ててゆけるだろうか、家族への責任は果たせるだろうか"と考えた末に決断するという。しかも「その責任は、ある一定の課題だけでなく他者の存在そのもの（der Existenz eines Anderen schrechthin）に妥当し、時間的な制約もなく生涯にわたり有効である」(185-186)。たしかに子育ての責任は、食事を与えたり寝かしつけたりという個々の仕事を片付ければよいというものではなく、生活のあらゆる面にわたり、24時間、長期間にわたって持続する。

> 「出生前診断を行うか行なわないかという決断は、こうした特殊な道
> 徳的文脈に属している。出生前診断を必要とする女性たちは、通常、そ
> れによって子どもの将来の健康福祉に対する彼女たちの一般的責任に正
> しく向き合おうとする。一定の状況下で、妊婦の目から見ると、それは
> 結局のところ産まないという決断を意味する可能性もある。このような
> 決断は——特に女性自身にとっての、それに結びついた重大な道徳的ジ
> レンマをめぐる認識においてまさに——われわれの社会の大部分によっ
> て、また法秩序によってもこれまで尊重されてきた。」(186)

1995年に妊娠中絶に関する新法制（相談規定）が成立する過程で、「妊娠葛藤」という概念が鍵となったことについては、すでに第1章で論じた。妊娠継続し、出産し、子どもを育てるということは重大な義務を伴う行為であり、それに結び付いた数えきれない労苦と喜びを想像するとき、場合によっては極めて深刻な葛藤状況を生じる。そこでは決して単に利己的関心だけが問題なのではなく、将来の子どもやパートナーなどへの配慮や社会的関係性も大きな役割を果たす。これは出生前診断の文脈においても同様である。ただし、この文章の中でも「子どもの将来の健康福祉

（Wohlergehen）に対する一般的責任」という言葉には、それ以外の文脈と比較した場合、焦点の移動を見ることができるように思われる。詳しい分析の前に、まずはこの見解に対立する主張について見ることにしよう。

　「もうひとつの見解〔制限論〕によれば、生殖の自由は、ひとつの内在的な限界をもつ」（156）。容認論によっても指摘されていたように、その限界を立てるのは胎児の生命権および保護責任者の義務である。出生前診断に関して、「親としての責任は、まさに子どもの受け容れにいかなる条件も付けないことに存する」（156）。したがって胎児の遺伝学的情報を採取しようとする場合、正当化する義務は、その制限を要求する側ではなく、採取を望む側にあるという（157）。正当化できるとすれば、それによって胎児の治療または予防的処置が可能な場合、あるいは「妊娠継続が女性の身体的または心的健康を十分に脅かしうることが予測される場合」に限られるとされる（157）。

　制限論が懸念するのは、広範な遺伝子診断が可能となることによって、「親と子の関係が、根本的かつ有害な仕方で変化しうる」ということである。

　　　「親における生殖の自律は、未出生の子どもの生命に介入する権利を
　　　承認するものではない。むしろそれは子どもの尊厳と、その生命は自由
　　　に処分できないことにおいて、限界に突き当たる。妊娠中における遺伝
　　　学的診断の使用は、子どもが欲しいという願望の実現に自ら設定した諸
　　　条件をつけ、子どもはその条件を満たさなければならないということを、
　　　親に可能にする。このようにして、かれらの将来の子どもたちに対して、
　　　倫理的観点において疑問のある親の態度が生じうる。子どもたちは、も
　　　はや彼ら自身を目的とする同じ地位をもつ主体として、つまり彼らが個
　　　人としてそのように存在することを尊重すべきものとしては見なされな
　　　い」（158）

親が出生前遺伝子検査によって子どもの特性を選別するならば、親が設定した条件を満たした子どもだけが産まれてくる。そのとき子どもは自己目的の主体でなく、「親の願望や好みの客体」(158) とみなされる。親子関係は、親と子という立場の違いこそあれ自由な人間として対等な関係から、操作する者と操作される者の関係へと変質する。親が望まない特徴をもつという理由で出生が排除されるとすれば、それは「胎児の差別」であるとも言われる (159)。

　「特別意見1」では、「出生前診断に関して本答申で行なわれた勧告に加えて、プレーナテストあるいは同様の後発の診断法のような処置を、公的助成手段によって援助すべきでないという見解をとる。法定健康保険および私的健康保険の給付リストにも掲載されるべきでない」とされる。その主張は、多数意見と同様に国連障害者権利条約などによって基礎付けられているが、未出生の人間および障害者の権利を尊重するならば、選択的中絶につながるような検査を保険適用の対象にすべきでないという点に踏み込んでいる。

第7節　子どもの受容と出生前診断の未来

　以上の二つの意見に続いて、評議会において合意された内容が述べられている。そこでは、子どもを育てる親に一般的に求められる基本的な心構えと、出生前診断がもたらす倫理的問題との関係について、次のように書かれている。

　　「親のあり方の道徳的理想は、将来の子どもをありのままに受け容れるという心構えによって特徴付けられる。ドイツでは、比較的詳しい所定の妊婦検診を超える遺伝学的検査について、かなり前から次のように批判されてきた。つまり女性は、もはや妊娠を自然な経過として、授かりものとして体験することはほとんどできず、一種の子どもの品質管理

へと駆り立てられる。その結果、回避可能だとみなされる障害や疾患を持つ子どもを産むことが非難される、あるいは少なくとも無理解に突き当たる、といった批判である。こうした〔子どもをありのまま受け容れる〕姿勢は、出生前診断の更なる分化によって、しかも非侵襲的方法としてリスクがないことによって疑問に付されうる。この検査を受けることが親の第一の責任であるという印象が強まる可能性があり、女性たちによって感じられる、この検査を受けなければならないというプレッシャーが強まる。そうした暗黙の強制が、親たちの自律性を制約する可能性がある。そのため特に繊細な説明と相談が要請される」(159)

この内容を、私(小椋)の言葉で敷衍すれば、次のようになる。

子どもを「ありのままに(wie es ist)」受け容れるという心構えがいかに重要であるかは、子育ての経験を持つ人であれば誰でも知っているだろう。無条件に受け容れられていてこそ、子どもは自分が愛されていると感じることができるからだ。本来であれば、子どもを受容する親の姿勢は、妊娠期間を通じて自然に育まれてゆくことが望ましい。ところが出生前診断という技術の存在を知ることによって、"病気や障害をもつ子どもは受け入れられない"という想いが喚起される。子どもの健康を願う気持ちが、健康でない子を排除する可能性を与えられることによって、子どもを「品質管理(Qualitätskontrolle)」しなければならないという意識へとすり替わってしまうのである。これは必ずしも当事者が自ら望んだことではなく、「駆り立てられた(gedrängt werden)」結果である。また妊娠や中絶をめぐる葛藤をよく理解しない当事者以外の人々が、"なぜ検査を受けなかったのか"、"なぜ病気や障害があると分かっていて産んだのか"などと言い立てる、あるいは言葉にこそ出さなくとも、そのような目で見る風潮が広まるかもしれない。血液を採取するだけの「新型出生前診断」は、羊水検査のような流産のリスクがないため、よけいにそうした社会的プレッシャーを生みやすい。もしも検査を受けることが「親の責任」だとまで見な

されるとすれば、検査を受けない自由、無条件に子どもを受け入れる心構えは抑圧されてしまう。そうした状況下で出生前診断を受ける選択を迫られることは、「自律」でも「自己決定」でもない。医師による説明・相談や妊娠葛藤相談は、そうした社会的プレッシャーから当事者を守る「繊細な」役割を果たさなければならない。

　結局のところ、胎児の遺伝学的情報を採取する権限が、親による生殖の自己決定に属するのかという問題について、評議会の中で意見の一致は見られなかった。しかし、妊娠した女性とそのパートナーなどの当事者は、障害者の排除に向かうような社会的プレッシャーから保護されなければならず、検査を受けないという選択肢を含め、正しい情報に基づいて当事者自身が本当に納得できる自己決定を行うため、心理社会的な援助がなされなければならないという点において、合意が得られた。

　さて、以上の議論を概観して、特に注目される点について考察しよう。

　第一に、いずれの立場からも、「自己決定」が、積極的な選択という意味において捉えられてはいないという点に着目すべきである。自己決定を擁護する容認論においてさえ、親にとって望ましい子どもの能力や特徴などに関係するとされる遺伝子の検査は容認されていない。疾患や障害に関係する遺伝子の検査であっても、治療や将来の負担の予測に結びつく、あるいはそうした疾患や障害をもつ子どもを育てることができないという「〔親の〕個人的な能力と可能性の限界」の認識に基づいて検査を望む場合に、容認されているにすぎない。障害をもつかもしれない子どもではなく、育てることができない親の側に、出生前診断を容認する根拠が求められるのである。

　第二に、容認論が強調していたのは次のことであった。つまり出生前診断を望む女性たちが考慮するのは、「自分の生活の利益」ではなく「将来の子どもと家族に対する彼女の責任」であり、「子どもの将来の健康福祉に対する彼女たちの一般的責任に正しく向き合おうとする」。たしかに子どもの健康に対して、親は重大な責任を負っている。子どもが熱を出せば

病院に連れてゆき、夜中に泣き出せばどこか具合が悪いのではないかと心配する。子どもの疾患や障害が重大なものであるほど、（日本よりはるかに援助制度が整っていると思われるドイツでも）親の負担は大きくなるだろう。

　子どもへの責任を果たそうとするならば、中絶によって胎児の生命を奪ってしまうことは根本的に不当であるといった批判は、従来から繰り返しなされてきた[23]。しかし私見によれば、現状の社会の中で疾患や障害をもつ子どもを育てることに不安を抱くことにも理由がある。困難な子育てに対する"許容度"は、それぞれの人の生活状況や仕事、周囲の人の理解、個人の人生観、いわば人間的な力量のようなものによって千差万別であり、自分にとっての負担の限界について判断し、中絶を選ぶということが非難されるべきではないと私は考える。ただし「子どもの将来の健康福祉」に対して、親がどれほどの責任を負えるものであるかは疑問である。そのつどの病気に手を尽くして対処したり、予防接種を受けさせたり、日々の食事の栄養に気遣ったりすることによって、子どもを病気から遠ざける努力をすることはできる。しかし「将来の」疾患や障害に備えることには限界がある。そのため胎児の障害について知らされた妊婦やそのパートナーの不安は際限なく広がる。しかし妊娠葛藤相談を通じて障害をもつ子を育てるための援助制度について知ったり、すでに疾患や障害をもつ子どもを育てる経験を持つ人々の話を聞いたりすれば、そうした子育ての負担が無限ではないことを理解することができ、それに伴う不安の膨張を抑えることができるだろう。また、ここでは妊娠している当事者の女性の「自己決定」を重視し、その他の者からの干渉を排するという意図があるにせよ、やはり子育ての責任が女性に偏って課せられるというインプリケーションに対して、留保を加えるべきであろう。つまり"子育てに対して一人で全責任を負わなければならない"と感じている女性に対しては、"そうでは

23　たとえば教皇庁教理省『生命の始まりに関する教書』、ホアン・マシア／馬場真光（訳）、カトリック中央協議会、1987年、22頁以下

ない"というメッセージが必要であるし、実際に社会やパートナーなどが分け持つ責任についても明らかにしておくことが求められる。

第三に、「社会的プレッシャー」について考える。妊娠を経験する人々が際限のない不安にさいなまれる理由については、健康に対する関心の高まりの裏面に巣くう不安、近代化に伴って病人や障害者が社会から隔離されてきた歴史など、さまざまな視点から論じることができるだろう。しかし出生前診断技術の発展は、胎児における一部の疾患や障害について出産前に知ることができるというメッセージをもたらすことによって、妊娠や出産に関する人々の観念をしだいに変えてしまうほどの影響を及ぼし続けている点で、根本的な意味を持っている。つまり答申も言うように、子どもは「授かりもの」から「つくるもの」へ、さらには「品質管理」が可能で、親はそれに「責任」をもたなければならないという考えがどのような展開を示し、社会をどう変えるのかということを考える必要がある。ドイツ倫理評議会は、今後の技術的発展とその影響、遺伝子還元主義などについても議論しているが、ここでは「特別意見2」における次の議論に目を留めておきたい。

　　「しかしこれ〔許容すべき出生前診断〕と区別すべきは、将来、おそらく妊娠中においても重要性を増すであろう疾患兆候の検証を越える検査である。そうした検査は、親の責任と動揺の程度を著しく高める潜在性をもっている。その価値において一部疑わしいもろもろの情報の洪水が、親たちに甚だしく過大な要求を突きつける可能性がある。また深刻に受け止めなくてはならないのは、疾患に関係のない胎児の特徴を伝えることが、親たちの間における、能力や責任をめぐる一種の競争へと導きかねないことである。そうした競争は、社会の不平等を強め、親子関係を、全く特殊な期待とその期待が裏切られる可能性を秘めた関係へと変えてしまう可能性がある。親たちとともに将来の子どもたちは、場合によってはそれらのことから護られなければならない」(186)

注意すべきは、これが上述のように出生前診断の使用を比較的広く許容すべきとする意見（容認論）の中に書かれていることである。主に全ゲノムシーケンシングや、身体的特徴や能力に関係するとされる SNP 解析が念頭に置かれていると思われるが、たとえば性染色体異常や様々な多因子性の遺伝性疾患などを考えれば、疾患や障害に関係するものに限ったとしても、「情報の洪水」はわれわれの一歩先に待ち構えている事態であろう。そのような検査の存在を知り、知人の話や報道で検査を受けた人のことを聞くことが増えれば、"自分も受けなければならない"と思う人が増えるかもしれない。少なくとも検査可能な項目が増えれば増えるほど、それぞれのリスクに対する不安の数は増えるだろう。二階堂祐子によれば、ダウン症の出生後告知に関するアメリカでの調査において、「高い教育を受け、裕福で、初回妊娠である母親ほどダウン症の告知を否定的にとらえ、不安をつのらせていた」[24]。出生前診断に関しても、検査のことを知れば知るほど不安も増大し、とりわけ高学歴で裕福な人々を中心として、競い合うように検査範囲を拡大させる可能性は否定できない。診断結果に問題がなかったとしても、現代医学の水準では不明確な遺伝学的要因による疾患や、難産による脳性まひなど遺伝学的要因以外による障害が表れた場合、親は「医師に裏切られた」[25]と感じ、子どもの受容に関する困難の要因となるかもしれない。

　このように様々な懸念をはらみながら進行する現実に対して、われわれは何ができるだろうか。ひとつは上記でも再三強調されていたように、遺

24　二階堂祐子「出生前および出生後告知の現状と医療者への助言」、玉井真理子／渡部麻衣子（編）『出生前診断とわたしたち』、生活書院、2014 年、132 頁

25　二階堂によれば、「スペインで母体血清マーカー検査を受けたうえで出産した母親たちは、全回答者のうちの 45 名（10％）であり、そのほとんどが、陰性の結果を受け取っていた。よって、出生後に子にダウン症があることを知らされると、『医師の裏切り』を感じていた」（同書、133 頁）。陰性所見がダウン症でないことを証明するものではないことは、訴訟のリスクから身を守るためにも医師は伝えていただろう。しかし"健康な子ども"を望む親の心情が、この経過を「裏切り」と感じさせているのだと推測できる。

伝カウンセリングおよび心理社会的相談の態勢を充実させることである。もうひとつは、答申勧告 B7 にも書かれているように、「社会実証的および倫理学的な付随研究によって、この種の検査結果採取の規模および問題性に関するより詳しい知見が得られなければならない」。第 1 節で触れたように、いまのところ日本の NIPT コンソーシアムは検査数とその帰趨しか公表していない。しかし本当に重要な内容は、例えば、遺伝カウンセリングにおける会話に関する質的分析や、時間の経過を考慮した子どもや中絶に関する感情の心理学的ないし社会学的分析、それらを受けた倫理学的考察やカウンセリング実務の改善のための取り組みなどであり、挙げればきりがないほど山積している。また玉井真理子が新聞報道に苦言を呈しているように[26]、何の説明も評価も加えずに"ナマの現実"を読者に突き付ければよいというものでもない。技術に「駆り立てられる」のではなく、それをわれわれと将来の子どもたちの幸福のために用いるためには、粘り強い知的な努力が必要である。

26　玉井真理子「出生前診断と自己決定」、玉井真理子／渡部麻衣子（編）『出生前診断とわたしたち』、生活書院、2014 年、200-226 頁

第8章
着床前診断をめぐるドイツの論争
——2011年のドイツ倫理評議会答申を中心に

本章における丸かっこ内の数字は、次の文章のページ番号を示す：Deutscher Ethikrat, Präimplantationsdiagnostik: Stellungnahme. 2011.

　本章では「着床前診断」を取り上げる。出生前診断の対象は妊娠中の胎児であるが、着床前診断は体外受精によって作成された胚を子宮に戻す前に検査する技術である。両者に関する倫理的議論には共通の点も多いが、着床前診断に特有の論点もある。第一に、着床前診断においては、検査結果に基づいて、作成された複数の胚の中から、子宮へ移植する胚が選別される。第二に、出生前診断は現に妊娠している時点で行われるが、着床前診断が問題となるのは、まだ妊娠していない時点である。第三に、出生前診断では主に疾患や障害をもつ胎児を中絶するか否かが問われるのに対し、着床前診断では疾患や障害、流産の原因となる遺伝子をもつ胚を排除することが問題となる。こうした着床前診断が希望されるのは、主として（1）カップルの片方または両方に、子どもの疾患や障害の原因となる遺伝子が確認されている場合、あるいは（2）不妊または習慣流産の原因が遺伝学的要因にあるのではないかと疑われる場合である（このほかの可能性については下記第5節の「表」にまとめられている）。

　ドイツでは従来、1990年に成立した胚保護法によって禁止されていると解されてきたが、2011年の胚保護法改正によって着床前診断が限定的に許容された[1]。その際に新設された第3a条によれば、着床前診断は原則として禁止されるが、一定の条件のもとで例外的に許容される。その条

件とは、カップルの片方または両方の遺伝的素因により、「その子孫が重
篤な遺伝性疾患を発症するリスクが高い場合」、または「死産または流産
の恐れが大きい胚の重篤な損傷を確認するため」の検査に限るというもの
である。また施設や医師の技術的要件のほか、「学際的な委員構成による
倫理委員会」による個別審査にかけること、医師による説明と相談を義務
付けるなどが定められている。

　現在、日本では専ら習慣性流産の予防を目的とした「着床前スクリーニ
ング」の臨床研究が進められている[2]。ただし、着床前診断が出産率向上
のために本当に有効であるのかどうかについては、意見が分かれている[3]。
また「命の選別」に関わる倫理的問題として論争が続いている。

　本章では、従来は着床前診断に関して禁止論が優勢であったドイツが、
なぜ限定的許容へと舵を切ったのかを考察したい。その際、まず第1節で
法改正の契機となった事件と裁判所判決について検討し、第2節以降では
主に2011年3月8日に発表されたドイツ倫理評議会答申『着床前診断』
における賛否両論を検討する作業を通じて、着床前診断をめぐる諸問題を
浮き彫りにしたい。

　ドイツにおいて2000年ごろから活発化した着床前診断をめぐる議論に
関しては、倫理学的側面について盛永審一郎[4]、法律学において只木誠[5]
および佐藤亨[6]による論文がある。また2002年に発表された、ドイツ議

1　渡辺富久子「ドイツにおける着床前診断の法的規制」、「外国の立法」256、2013年6月、
　　41-58頁。
2　2014年7月17日毎日新聞「妊娠率向上か命の選別か：着床前診断　学会が是非検討」、
　　2014年12月14日毎日新聞「着床前検査　臨床研究へ：学会承認　来年度から」など。
3　2015年6月18日毎日新聞「着床前診断：出産率同じ…追跡調査で判明　名古屋市大など」
　　と、同紙6月25日付「着床前スクリーニング：受診の4割が妊娠か出産」を比較されたい。
4　盛永審一郎「ドイツにおける着床前診断の倫理的視座――人間の尊厳」、「生命倫理」11 (1)、
　　2001年、135-142頁
5　只木誠「着床前診断をめぐる諸問題：ドイツにおける理論状況」、「法學新報」111 (5/6)、
　　2005年、1-64頁
6　佐藤亨「ドイツにおける着床前診断を巡る状況：胚保護法制定以後の動向について」、「上智
　　法学論集」49 (1)、2005年、100-122頁

会「現代医療の法と倫理」調査委員会による『最終報告書』が全訳されている（以下 EK と略す）[7]。さらに下記第 1 節で扱う 2010 年の連邦最高裁判決に係る事例とその後の法的状況について、渡辺富久子[8]、三重野雄太郎[9]による報告などがある。これらの研究を踏まえて、2011 年の胚保護法改正に結びついた諸要素と、その背景をなす議論状況について整理することが本論の課題となる。

<h2 style="text-align:center">第 1 節　胚保護法（1990 年）と
着床前診断の既遂事例に関する判決（2010 年）</h2>

まずドイツにおける着床前診断をめぐる立法と、2006 年に明るみになった裁判事例の経緯をまとめよう。

1990 年の胚保護法において、「卵子の由来する女性の妊娠以外の目的のため」に胚を作製した者は処罰されることが規定された。着床前診断は、基本的に卵子が由来する女性の妊娠を目的とした処置ではあるが、検査によって異常が発見された胚は母体へと移植されることなく死滅するに任せられるのだから、そうした排除を念頭に置いて胚を作製することを“妊娠を目的”とした行為とみなすことはできないと解釈されていた。また一般的に着床前診断のために採取されるおよそ 8 細胞期の細胞は、胚保護法第 8 条 1 項にいう「全能性細胞」に当たり、その採取そのものが胚保護法に抵触することに争いはない（cf. EK, 下 162 頁以下）。

7　Enquete-Kommission „Recht und Ethik der modernen Medizin". (Deutscher Bundestag 14. Wahlperiode) , Schlussbericht, 2002.（ドイツ連邦議会「現代医療の法と倫理」審議会（編）、『人間の尊厳と遺伝子情報』、松田純（監訳）、知泉書館、2004 年／ドイツ連邦議会「現代医療の法と倫理」審議会（編）、『受精卵診断と生命政策の合意形成　現代医療の法と倫理（下）』、松田純（監訳）、知泉書館、2006 年。なお本文中では同書からの引用を EK と略記し、翻訳書中のページ番号を記す）
8　渡辺、前掲論文
9　三重野雄太郎「着床前診断と刑事規制：ドイツにおける近時の動向を中心として」、「早稲田大学大学院法研論集」143、2012 年、359-384 頁。三重野雄太郎「着床前診断の規制と運用：ドイツの着床前診断令の分析を中心として」、「早稲田大学大学院法研論集」(148)、2013 年、229-254 頁

こうした状況の中で、胚盤胞（Blastozyste）に対する検査であれば違法ではないと考える医師が現れた。上述のように、受精後およそ３日目の８細胞期における各細胞は「全能性」をもつとされる。これに対して、およそ５日目にみられる胚盤胞の約120個の細胞には、さまざまな種類の細胞に分化する「多能性」はあっても、完全な個体へと発達する可能性、すなわち「全能性」はないとされている（14-15）。また胚盤胞における「栄養膜（Trophoblast）」細胞は、胎盤の一部になるので、それらを採取することによる胎児への直接的影響は少ないと推測される（12）。

2005年12月から2006年５月にかけて、不妊治療クリニックを開業している産婦人科医が、３組の患者に対して着床前診断（胚盤胞の栄養膜に対する生検）を行った[10]。その３組には（カップルのどちらかに）染色体転座[11]が確認されており、流産または産後数日内の新生児死亡に結びつく高いリスクが認められた[12]。この医師は、事前に法学者と弁護士に専門家としての所見を求めている。その法学者は、「この処置は少なくとも胚保護法第２条と６条には反しない」が、「刑法上の究明はまだなされておらず、自首を勧める」旨の見解を示した。医師は、一件の着床前診断・体外受精を行った後、ベルリン検察庁に出頭した。

2007年６月、医師はベルリン地方裁判所において起訴されたが、同裁判所は2008年３月に開廷しないことを決定。これに対して検察は即時抗告し、2008年10月９日にはベルリン通常高等裁判所によって地方裁判所における裁判手続きの開始が決定された。その概要は以下のとおりである[13]。「被告は３件すべての違法行為事例において、胚保護法第１条２項にもとづき、十分な嫌疑がかけられる」。2008年３月に開廷しないこと

10　以下の内容は判決原文および前掲の三重野論文による。
11　事例１ではロバートソン転座13/14、事例２では染色体転座11/22、事例３では染色体転座2/22
12　2009年５月14日のベルリン地方裁判所判決：LG Berlin, Urteil vom 14.05.2009, MedR（2010）28, S. 844ff.
13　KG Berlin, Urteil vom 9.10.2008, MedR（2010）28, S. 36ff.

を決定したベルリン地方裁判所は、「着床前診断それ自体が目的ではなく、受精の目標は検査ではなかった」ことを理由に十分な嫌疑を否定した。しかし「行為者が他の主目標ないし最終目標を追求していようとも、彼にとって中間目標も問題であるならば、それも法的に重要な結果となりうる」。また確かに胚保護法の立法時点では主に研究目的でのヒト胚作成の禁止が意図されていた。立法資料によれば、出産する用意のある女性に移植することを意図しない体外受精は、基本法第2条2項1文（生命権の保障）に合致しないことが指摘されている。「この場合にもまた人間の生命は、すぐさま死滅させられるために生み出されるのである」。本件にもこれが当てはまる可能性があるとされる。

その後、2009年5月にベルリン地方裁、2010年7月に連邦最高裁において無罪判決が下された。その論点は多岐にわたるが、「中間的目標」としての着床前診断の可罰性に関してのみ触れておこう。2010年の連邦最高裁判決では次のように述べられている。

　　「被告は確かに検査を『必ず（unbedingt）』行うことを意思しており、この意味で検査を『意図した』。しかしこのことは、患者たちが体外受精という非常に負担の大きな全過程を、妊娠したいという意思をもって引き受けたということを何ら変えるものではない。検査はこの全事象における非自立的な中間目標なのである。妊娠をもたらす意図が存在しなかったならば、検査はなされなかったであろう」[14]

この議論は、バイオエシックスにおいてはよく知られた「二重結果原理」の議論に類似している[15]。例えば子宮外妊娠によって母体の生命が危

14　BGH. Urteil vom 6. juli 2010, 5 StR 386/09, S. 8.
15　ビーチャム／チルドレス『生命医学倫理』、永安／立木（監訳）、成文堂、150-159頁参照。T. L. Beauchamp/J. F. Childress, Principles of Biomedical Ethics. 7th ed., Oxford University Press, 2013, p. 164-168.

機に瀕している場合、中絶処置はあくまでも母の救命を意図して行われる限りで正当化され、胎児の死は予見されていたとしても「意図せざる副次的結果（unintended side effects）」とみなされるといった議論である。しかしこのように意図と予見を区別する議論に対しては批判も多く、決着はついていない[16]。

　本件の場合も、「中間目標」の道徳的性質を評価することは極めて難しい。妊娠と出産を「最終目標」として全ての処置が行われたが、その過程で遺伝的変異のある胚が排除され滅失されることも予測されていた。しかし当事者も担当医も、胚の滅失そのものを望んでいたわけではない。したがって胚の滅失は「副次的結果」であって、目指された主な結果は妊娠と出産であったと言うことはできる。

　ところが、仮に本件の着床前診断が「二重結果原理」によって正当化されるとすれば、着床前診断の結果に基づいて排除された胚の死滅は「意図せざる副次的結果」でなければならないはずであるが、判決は被告が検査を「意図した」ことを明示的に認めている。もっとも、ここで問題となっているのは、胚保護法が禁じている「妊娠以外の目的のため」の胚作製に該当するかどうかであって、着床前診断の結果に基づく胚の選別が許されるかどうかではない。胚保護法が成立した際、胚盤胞を用いた着床前診断は想定されておらず、もっぱら胚の滅失を伴う研究を規制することが意図されていた。また胚保護法第３条では、重篤な伴性遺伝病の発症を防ぐための精子選別の例外的許容が規定されており、"精子選別が許されるなら受精卵の選別も許される"と判断しているようにも思われるが、判決によれば、「胚保護法第３条２文で直接規定された範囲外の事象に関しては、意識的な立法上の決断はなされていない」[17]。つまり一定の精子選別につ

16　堂園俊彦「第２章　義務論」、赤林朗（編）『入門・医療倫理Ⅱ』、勁草書房、2007年、45-46頁参照。cf. Beauchamp/Childress, op. cit., p. 166.
17　BGH. Urteil vom 6. juli 2010, 5 StR 386/09, S. 8.

いては例外的に許容されているが、着床前診断が許されるかどうかは胚保護法には何の規定もない。そのため罪刑法定主義に基づいて、当該事案への胚保護法の類推的適用が見送られたに過ぎないとみなすことができる。

　要するに 2009 年と 2010 年の判決は上記案件の可罰性を否定したに過ぎず、着床前診断は妊娠を目的としているために正当化できると言っているわけでも、精子の選別を許容しているならば受精卵の選別も認めるべきであると言っているわけでもない。ドイツにおける着床前診断の法規制の在り方を示したわけではないのである。しかしこの件をきっかけとして議論が再燃することとなった。

第 2 節　ドイツ倫理評議会答申「着床前診断」までの経緯

　着床前診断に関して、ドイツでは、すでに連邦議会に設置された調査委員会「現代医療の法と倫理」の最終報告書（2002 年：EK）、および国家倫理評議会による答申「妊娠前及び妊娠中における遺伝子診断」（2003 年）[18] が出されている。前者では、着床前診断の禁止を提言する多数意見（16 名）に、限定的許容に賛成する少数意見（3 名）が併記された（EK, 下 180-199 頁）。後者では、禁止（7 名）、禁止意見に賛同するが刑法上の規制は見合わせるべきとする意見（2 名）、限定的許容（15 名）の意見が列挙されている。その後、紆余曲折を経て 2007 年に設置された「ドイツ倫理評議会（Deutscher Ethikrat）」[19] は、上述の動きをふまえて改めて審議し、2011 年 3 月 8 日に答申「着床前診断」を発表した。そこでの意見分布は、限定的許容（13 名）、禁止（11 名）、そのほか生存不可能な遺伝的損傷に限り許容する特別意見（1 名）である。

18　Nationaler Ethikrat, Genetische Diagnostik vor und während der Schwangerschaft: Stellungnahme, 2003.
19　齋藤純子「ドイツ倫理審議会法──生命倫理に関する政策助言機関の再編」、「外国の立法」234、2007 年 12 月、174-184 頁参照

これらは膨大な内容を含んでいるが、本論では特に 2011 年の答申にお
けるいくつかの論点に絞って検討したい。

第 3 節　「限定的許容」の論拠としての「妊娠葛藤」

　2011 年の答申は、体外でのヒト胚の保護に対する考え方を、「段階化不
可能（nicht abstufbar）」とする第一の立場（40-51）と、「段階化可能」とす
る第二の立場（51-66）とに分けて論じている。つまり第一の立場では、ヒ
ト胚はその発生から「倫理的主体」（41）として保護に値し、発達段階に
よって保護の程度に差をつけることはできないと主張される。これに対し
て第二の立場では、胚の発達段階に応じて保護の要請は順次増加してゆく
とされる。前者は着床前診断を「禁止」すべきとする立場の根拠であり、
後者は「限定的許容」の根拠となる。
　胚保護が「段階化可能」であるとする立場も、受精によってゲノム構成
が定まり「全能性」を獲得する時点を、人間の生命の「新しい個体」が
成立する重要な画期として認める（cf. 53-55）。しかし、「双子形成の排除、
着床、脳構造の発達、人間の形態の形成、最初の胎動、感覚能力の形成、
母胎外生存可能性、出生」もそれぞれ独特な意味で重要な段階であること
を認め、それらに応じて「保護が強化されてゆくことを、責任に導かれた
親との関係によって根拠づける」（52）。「胎児には、とりわけ母親の権利
および利益との比較考量において、胎児が次第に成熟するほどに高度な保
護が保障される」（52）。たとえば「着床」の意義について、次のように述
べる。

　　　「上述の分化の歩み〔受精から 14 日目までの発達〕に加えて、胚が母親
　　に頼らざるを得ないこともまた無視してはならない。体外の胚は、自分
　　で発達してゆく潜勢力（Potenzial）[20] をもたない。子宮粘膜への着床に
　　よってはじめて、さらなる発達に必要な刺激を受け、生育してゆける環

境に出会うのである。確かにわれわれはみな他者の助けに依存し、栄養
や適した環境や補助手段に頼っている。しかしこれは、妊娠がそうであ
るような、生存に不可欠なひとりの人間への有機的な結びつき及びそれ
に依存した胚の発生とは比べものにならない」(54)

　本書では何度も言及しているように、胚と母親との「比類ない結びつ
き」という観点は、妊娠中絶の法規制をめぐる論争の中で提示されたもの
であった（第1章第2節）。胚と母体との生物学的な結びつきは、単に身
体的な関係であることを超えて、道徳的な意味をもつ。妊娠を継続し出産
するならば、各々の人生にとって極めて大きな意味をもつ母子という関係
になるからである。妊娠中絶をめぐる議論では、二者でありかつ一者で
もあるような両義性を備えた状態として「一人のなかの二人（Zweiheit in
Einheit）」とも称され、胚保護の段階化可能性が述べられていた。着床前
診断の場合、「段階化可能」論は、初期胚の母体への依存性をもとにして、
胚保護の要請と「女性の権利」との比較考量における後者の優位を導こう
とする。

　　「胚が移植される女性の諸権利は大きな重みをもつ。彼女の健康が脅
　　かされ、あるいは起こりつつある妊娠や子の誕生によって著しい葛藤が
　　起こるならば、胎児の保護は、女性の諸権利と保護要請に及ばないこと
　　もありうる」(55)

　ここで特に指摘しておきたいのは、ドイツにおける着床前診断の容認は、

20　胚自体の「潜勢力」は主要な論争点の一つであり、「段階化不可能」の立場が「実在的な潜
　　在力（reale Potenz）」(DE,43) を認める主張と比較して優劣を判断することは難しい。着
　　床前診断の「禁止」を主張する側の意見によれば、そもそも以降の発達への潜勢力を奪っ
　　ているのは体外で胚を作製した人間の行為であるのだから、その胚に対して「特別な責任」
　　が生じる。その責任は、「望まれない特徴をもつ場合には廃棄するために胚を作製すること
　　を禁じる」とされる (113)。

"遺伝的リスクの高い人が着床前診断なしで子どもを産み、重い病気や障害が現れたとしたら、その子がかわいそうだ"という理由からではないということである（cf. 63-64）。もっとも、遺伝的リスクをもつ各当事者がそのように考えることを否定するわけではない。また「〔障害をもつ〕子の誕生によって著しい葛藤が起こる」ことが予測されるために、着床前診断によって"健康な子ども"がほしいと願う当事者への非難が含まれているわけでもない。重要なことは、そうした実存的な葛藤の前に立たされた当事者たちの決断に、少なくとも強制を伴う形においては、国家は介入できないという判断が働いているということである。

> 「これらの〔着床前診断を利用しようとする〕カップルには、子どもが欲しいという願望と、その希望を叶える際に起こりうる女性の身体的および心的な健康への被害との間に、重い葛藤が存する。この葛藤自体の解決は、女性とカップルの良心の決断に委ねられるべきである。血のつながった子どもを諦めたり、生殖細胞の提供を受けたりしなければならないように法的規定によって制限する、あるいはまた最終的には女性の健康への著しい危険を受け入れなければならないように法的規定によって制限することは、倫理的に極めて問題である」（85-86）

　法律学的には、同様の内容が次のように言い替えられている。「人格性の自由な展開への基本的権利（基本法第2条1項）は、生殖の自由、とりわけ国家の介入と後見的監督からの防御権を含む。たしかに子どもを得る権利は給付請求権としては存在しないが、自分の子を得ることの法的な禁止や妨害を拒否する権利としては存在する」（86）。つまり"着床前診断や胚移植の遂行を請求する権利"はないが、"生殖を国家によって妨害されない自由"はあるとされる。このように、「葛藤」を抱えたそれぞれのカップルが着床前診断を用いるか否かという選択は、消極的な権利すなわち国家介入からの自由のもとに、当事者の「良心の決断」に委ねられるべき

だとされた。この点が連邦議会における審議にあたっても限定的許容の立場に説得力を与えたと考えられる[21]。

第4節　禁止論の根拠

着床前診断をめぐるドイツの新法制の根拠を探るため、前節では主に「限定的許容」の立場からの議論を扱った。しかし、「禁止」の立場に対して「限定的許容」の立場が優位に立っていると単純に言うことはできない。連邦議会において新法制が議決された際、「賛成票が326票に対して、反対票が260票であった」[22] ことにも、容認派の優勢よりは世論の分裂を見るべきであろう[23]。

まず、着床前診断の禁止を主張する人々も、遺伝的リスクを抱える人々の苦悩や、不妊や流産の体験を軽視しているわけでは全くないことを確認しておくべきである。

　「医学的に可能で、倫理的及び社会的に責任を持つことができる限りにおいて、当事者のカップルたちを援助する道が探られなければならないという点は、この論争の中で異論がない。争われているのは、着床前診断が、これらの困難な問題の解決となりうるのか、またその解決であ

21　可決された法案の理由には次のように述べられている。「着床前診断の絶対的禁止は比例原則に反するだろう。本法案は、狭い諸条件のもとで着床前診断を許容することを念頭に置いている」。「損傷のある胚を移植しないことは、着床前診断の限定された許容のもとにおいても、なお多くの医師や親たちにとって良心の問題であり続ける。〔着床前診断の〕実施もしくは関与の任意性を、本法案は特に強調する。これは、着床前診断への法的権利が、いつか義務のようなものへと変わりかねないような、社会における可能的傾向を予防するためでもある」(Ulrike Flach et al., Entwurf eines Gesetzes zur Regelung der Präimplantationsdiagnostik (Präimplantationsdiagnostikgesetz – PräimpG), Deutscher Bundestag Drucksache 17/5451, 12. 04. 2011.)

22　渡辺富久子、前掲、54頁

23　「ドイツ医師報」は、この議論の過程を「分裂した社会」の見出しで伝えている。保守政党CDUの意見も一枚岩でなく、党大会において僅かの差で着床前診断の禁止が決議された。医師たちのあいだでも意見が割れているとされる。Norbert Jachertz/Eva Richter-Kuhlmann, Präimplantationsdiagnostik: Gespaltene Gesellschaft, in Deutsches Ärzteblatt 107/47, 26. 11. 2010.

ってよいのかという点である」(112)

　禁止論者たちは、自分の子がほしいという願望が「大いに尊重に値する（so achtenswert）」ことを認める。しかし「この願望は、その実現のために生み出された複数の胚の中から、なぜ親が選択する権利をもつのかということを根拠づけることはできない」(112)。さらに「体外受精を基礎とする着床前診断は、苦悩を避けるだけでなく、失敗に終わった数多くの試行、そして女性や子どもにとっての健康上の結果そのものが、また苦悩を作り出す」(113)。本章冒頭で日本での議論に触れたように、着床前診断を経た胚移植が、そもそも染色体転座等や流産経験を持つカップルの妊娠の可能性を向上させるかどうかにはドイツにおいても「著しい疑い」(127) がもたれている。

　上述のとおり、限定的許容論では「妊娠葛藤」に関連した根拠づけが大きな役割を果たした。しかし禁止論者たちの見解によれば、着床前診断の問題に「妊娠葛藤」を持ち出すのはおかど違いである。なぜなら着床前診断が検討されている時点で当の女性はまだ妊娠していないからだ。「葛藤状況は、むしろ胚の人工的作成と、それに続く着床前診断によってはじめて引き起こされる」(117)。たしかに子どもを諦めることを国家が強制してはならないが、たとえば「人間の生殖の代わりに、家畜に〔ヒト〕クローン〔胚〕を移植すること」の禁止に関しては全く異論がないように、あらゆる生殖技術を許容する義務が国家にあるわけではない (139)。

　禁止論の中には、「選別のまなざし（selektive Blick）」という言葉が何度も登場する。

　　「着床前診断は、人間の生殖の歴史のなかで初めて、妊娠が成立する前に複数の胚の中から遺伝的に選択することを可能にする。この『選別のまなざし』は、着床前診断という手法にとって本質的な構成要素であり、しかも親たちの意図から独立している」(112)

なぜ「親たちの意図から独立している」のか。第1節で扱った判決でも問題になっていたように、遺伝的リスクや不妊状態を抱えた人々は、"（健康な）子どもが欲しい"のであり、"染色体の損傷をもつ胚を遺棄するために"着床前診断を依頼するのではない。限定的許容論は、このことを根拠に、着床前診断は遺伝学的原因による疾患や障害をもつ人々の差別につながるという議論に対抗している。つまり「具体的な家族の状況のなかでなされた彼らの決断は、他の家族のもとに生まれた子どもの生命の評価、あるいは他の親たちが別の結論を出したことに対する評価を示すものではない」(93)。また、これまでドイツでは障害者の法的および実生活の状況は常に改善されてきており、着床前診断の限定的許容がこうした傾向を何ら変えるものではないとされる。現に以前から着床前診断が可能であったヨーロッパの国々でも、障害者に対する社会的態度が否定的に変化したという指摘は見られないという (94)。これに対して禁止論は次のように反論する。

　　「出生前診断は、すでに生じている妊娠において、もしかしたら障害をもつかもしれない子どもを受け入れるという決断にも開かれている。これとは異なり、着床前診断は、すでに生殖の前から、遺伝的損傷のある胚を排除する覚悟を要求する。胚を作製することは、それらを品質管理し、その結果に応じてその後の使い道を決めるという意図をすでに伴っている」(116)

　差別の問題について、禁止論は、着床前診断が実際にどれほどの数的規模で行われるかよりも、その「シグナル効果（Signalwirkung）」が重要だという (149)。「いままでは出生前診断の枠内で単に容認されてきた行いであったものが、着床前診断の枠内では一般的かつ法律的に承認された行為になるだろう。この意味で着床前診断は、人間による人間の価値の決定

を要求し、それを可能にする」（146）。

　いままで「滑り坂論法」（ドイツでは「ダム決壊（Dammbruch）」）と呼ばれてきた議論は、部分的許容をきっかけにした劇的な量的拡大、あるいは社会的な風潮の不可逆的変化に対する警告のようなものとして受け取られてきた。しかし禁止論によれば、「〔着床前診断の適用を〕制限する基準を定める努力がなされていることは大いに認められるのだが、それが可能である公算は極めて小さい。ここでは、取るに足りない理由で着床前診断を用いる件数が何倍にもなるだろうという量的な『ダム決壊』は、あまり問題でない」（121）。今日の体外受精技術による処置の女性への負担の大きさを考えれば、爆発的増加は起こらないだろうとされる。むしろ問題は、今後、DNAチップ（130）の開発などにより安価で多様な検査が可能になり、着床前診断の応用領域が拡大するであろうことである。

　これらの議論は、次ページに示した「【表】着床前診断のエスカレーションの諸段階」にみられるように、「特定の促進要因の経験的に実証可能な効果」（121）が示されている点で、もはや以前の議論とは異なる様相を呈している。着床前診断を許容してきた英国[24]などに目を向ければ、【表】に挙げられた第1～9段階のうち、およそ第8段階目までのいくつかの類型にわたって、しだいに拡大されていく経過を実際に観察できる（122-124）。これに比べると、限定的許容論が「生きている社会においては様々な次元で変化が起こる」（100）などと述べ、歴史的予測の不確実性を指摘していることは、むしろ思弁的な議論に映る。

　禁止論によれば、「何が『重篤な』遺伝病であるのか、客観的にはほとんど規定できない。期待可能な生存年数も、予測される生活の質も、厳密に規定可能な基準を表すには不十分である」（121-122）。たとえば嚢胞性繊維症は、非常に良好に治療可能な病態から、命にかかわる重い病態までさ

24　神里 彩子「イギリスにおける着床前診断の法的規制と政策：発展する生殖補助技術に対する規制のあり方」、「法学志林」103（3）、2006年、119-162頁参照

【表】着床前診断のエスカレーションの諸段階

	着床前診断による検査対象	例
1	異数体で生存不可能なもの	トリソミーの一部 （たとえば第 13、14 番染色体）
2	単一遺伝子による治療不可能な遺伝性疾患。子どもが早期に死亡するもの	テイ・サックス症候群、 レッシュ・ナイハン症候群
3	単一遺伝子による治療可能な遺伝性疾患	囊胞性線維症、フェニルケトン尿症、 血友病
4	異数体または伴性遺伝疾患であって生存可能なもの	21 トリソミー（ダウン症）、ターナー症候群、クラインフェルター症候群
5	人生の遅い時期にほぼ確実に発症する遺伝性疾患の素因	ハンチントン病
6	人生の比較的遅い時期におそらく発症するが、確実に発症するとは言えない疾患の素因	もろもろの家族性癌の素因
7	多遺伝子性もしくは多因子性の疾患素因	糖尿病、心臓または循環器疾患、喘息
8	第三者のために望ましい諸特徴	組織適合性（「救世主兄弟」）、性
9	将来の子供のために望ましい諸特徴	身体的な特徴（たとえば目の色）あるいは身体的能力に関連する遺伝的素因

Deutscher Ethikrat, Präimplantationsdiagnostik: Stellungnahme, 2011, S. 126 より翻訳

まざまである。英国ではフェニルケトン尿症のように治療可能な疾患にまで適用されている（122）。乳がんのように、遺伝因子を持っていても必ず発症するとは限らない病気はどう扱うのか（123）。社会的理由による性選択（いわゆる「ファミリー・バランシング」）のために着床前診断が用いられた事例が、すでにヨーロッパにおいて 92 組報告されている（124）。禁止論は、このような拡大傾向に何らかの中間段階で歯止めをかけることができるという考えを徹底的に疑問視する。それゆえ一律に着床前診断を禁止する他に方法はないと主張するのである。

第 5 節　なぜドイツは着床前診断を容認したか

以上のような諸論点に対して、まだ結論は出ていないと言うべきであろう。その答えは今後の歴史のうちに求めざるを得ない。とはいえ徹底的な議論を通じて歴史的検証と追思考の枠組みが立てられたことの意義は大きい。ドイツの議論が日本の状況に与えうる一般的示唆、および上述の段階化可能／不可能論の哲学的基礎づけに関する検討については別稿[25]を参照されたいが、本稿においては着床前診断を希望する当事者の葛藤について若干の考察を加えたい。

　本稿の目的は、ドイツが着床前診断の容認へと舵を切った要因を探ることにあった。上記のように、許容論が全面的解禁ではなく「限定的」容認の主張であったこと、そして当事者の「自己決定権」を積極的に認めるのではなく、かれらの葛藤への理解をもとにして、事実上の最終的決断は当事者の手に委ねられざるを得ないという論理構成が取られたことが、その要因に当たると言うことができる。ただしその「葛藤」は、出生前診断が関わる場合やその他の妊娠中絶の場合とは異なる性質をもつ。つまり禁止論の言葉によれば、まだ妊娠していない状況における「予測された（antizipiert）」葛藤にすぎず、現に妊娠している状況における切迫した葛藤とは異なる。他方、限定的許容論は、そのような違いがあるとしても、着床前診断を望む当事者はやはり「重い葛藤」を抱えており、場合によっては体外受精胚の選別と遺棄の法的禁止を貫くことはできないという立場をとる。ここで問題となっているのは必ずしも行為の正当化ではなく、葛藤の存在を前提とした当事者の「良心の決断」であるとされる。

　着床前診断をめぐる様々な議論を通覧すると、ドイツではおそらく絶対的な禁止論も無制限な許容論も、社会的合意を得られなかっただろうと思われる。それでも上述の禁止論は、着床前診断の全面禁止を提案した。こ

25　小椋宗一郎「着床前診断をめぐる最近の議論について：2011 年のドイツ倫理評議会答申における「同一性」概念を参考に」、静岡哲学会（編）「文化と哲学」33、2015 年、31-51 頁参照

れは、キリスト教的な思想背景から、禁止論には社会の中で決して小さくない部分の支持があることを示している。また、その根拠づけは理論的にも実践的にも強固な整合性と説得力を備えていることは上述のとおりである。それにもかかわらず社会的合意が得られなかったのは、やはり重篤な遺伝性疾患の保因者が、一定の割合でその子どもに疾患が発現するという事実に直面して、着床前診断を切実に望む場合、あるいは繰り返される流産に遺伝性要因が疑われる場合などに禁止を押し通すことは酷であるという判断が働いたためであろう。

　他方、仮に許容論が着床前診断を無制限に許容すべきと主張したとしたら、やはり合意は得られなかっただろう。親が好む特徴のため、あるいはすでに存在する子どもの治療のために作り出されるとすれば、生み出される子どもの独自な人格形成の自由を侵害するだろう。こうした考えは広く共有されていると思われる。ハーバーマスの表現に従えば、ひとは自分独自の人生の物語を紡いでゆく「著者性（Autorenschaft）」[26]をもつ。「ところが、両親が独自の選好によって行った遺伝子による固定化の場合は、まさにこうしたチャンスが与えられないことになる」（同105頁）。親が子どもに期待をかけて言い聞かせたり特別な教育を受けさせたりしても、出生後の子どもは原則として「拒否」することができる。しかし遺伝子に刻印された親の願望を消し去ることはできないと言うのである。親になりたいと願う人々の「生殖の自由」よりも、生まれてくる子のアイデンティティの探求に関わる自由が優先されるという考えは、第5章第4節で見た「子の福祉」の内容とも共通している。

　上記第4節で述べたように、ドイツ倫理評議会で提示されたのは「制限的な」容認論であった。その結果として、「重篤な遺伝性疾患」などの制限つきで着床前診断を容認する現行法が成立したが、禁止論に言わせれば、

26　ユルゲン・ハーバーマス『人間の将来とバイオエシックス』、三島憲一（訳）、法政大学出版局、2004年、95頁

医学的適応の更なる拡大解釈を招くような脆弱な歯止めに過ぎないということになるだろう。とはいえ倫理委員会によって個別に審査されることを前提として、当事者と医師や妊娠葛藤相談員が丁寧に話し合いを重ねる仕組みを整えたことは、当事者が後々まで自ら納得できる選択をするために有益であろう。"手っ取り早く済ます"のではなく、熟慮を重ねる仕組みを作ることによって、着床前診断の問題に今後とも取り組んでゆく社会的な意志を示したといえよう。

おわりに――「妊娠葛藤」とは何か

　本書で論じてきたことをまとめて「妊娠葛藤」を定義すれば、次のようになるだろう。

　妊娠葛藤とは、妊娠によって、子をもつことに関する人生の選択について、実存的決断を迫られた状態である。

　子どもを産むか産まないか、胎児の障害に関する検査を受けるかどうか、胎児に障害があると判明した場合に出産するか中絶処置を受けるかどうか。これらは各個人にとって「人生の選択」と呼ぶにふさわしい重大な決断である。子どもを〈産むこと〉は、文字通り命をかけた行為であり、また自らの人生を出生後の子どもへの責任に貫かれたものにするという決断である。また〈産まない〉ということも否定的な意味で「人生の選択」である。たとえ胎児の生命保護が重大な要請であっても、国家は女性に出産を強制することはできない。このことはドイツの判決や議論を通じて広く認められていると言ってよいだろう。

　ただし出生前診断に関しては、検査を受けること自体が結果として「人生の決断」の一部をなすにもかかわらず、そのことが当事者自身に理解され難いという問題がある。そのため、子どもに障害があっても産むのか、障害があれば中絶するのかの決断を、陽性の検査結果が出た後になって迫られてしまうのである。上述の定義に従えば、出生前診断を受ける時点ですでに妊娠葛藤は存在しており、ただ当事者にはそのことがまだ理解されていないと言うことができる。

　着床前診断に関しては、それを希望し検査する時点で、妊娠葛藤はまだ

「予測された」ものにすぎないという批判があることを紹介した。遺伝学的疾患の保因者は、将来、妊娠した胎児にその疾患があると分かった場合における葛藤を先取りしているので、妊娠葛藤に準じた状態にあるとみなすことはできる。しかし本書の定義によれば、まだ妊娠していない時点における葛藤は「妊娠によって」生じたものではないので、妊娠葛藤の予測的先取りとは言えても、妊娠葛藤そのものには当たらない。また不妊をめぐる苦悩は、「妊娠しないことによって」生じる葛藤に関係するものであるから、これも該当しない。ただしこれは定義の問題であって、問題の重大性を左右するものではない。この定義は妊娠中に決断を迫られることの切迫性を含意したものであり、妊娠葛藤をめぐる問題圏は、不妊や生殖補助医療などの問題圏とは区別される。

　妊娠葛藤を理解するために特に留意すべきことは、それを心理的苦悩と混同すべきではないということである。もしも妊娠葛藤が妊娠による苦悩と同じであるなら、第1章で論じたドイツの妊娠中絶法制は、"中絶を考えている人はみな激しく悩んでいるのだから、その苦悩に免じて処罰を猶予しよう"という趣旨になり、"悩んでいない人は産むべきだ"というメッセージになる。これではまるで中絶を決断する人々が、うつ状態やショック状態にあることを、国家が要求しているかのようである。それはまさに現場のカウンセラーたちによって批判されていたことであった（「中絶を望むすべての女性には『妊娠葛藤』が憶測されます」第2章第3節）。ドイツ連邦憲法裁判所は、「望まない妊娠に見舞われた女性は、特有の仕

方で実存的な問題に直面していることがあり得る」とし、出産と子育てに関わる重大な義務を果たしえないような様々な事情をもつ人がいることを述べていた（第1章第2節）。この「実存的な問題」に、妊娠葛藤の核心があると解すべきだと私は考える。たしかに判決は「妊娠初期の特殊な心理状態」にも言及していたが、それがすなわち葛藤状態であると述べていたのではない。第2章で扱った妊娠葛藤相談は、当事者の苦悩を確かめて中絶の免責をするためではなく、当事者の苦悩や重圧を可能な限り和らげようとするとともに、自らの人生を左右する問題に正面から取り組めるよう援助し、決断への過程に寄り添うことを目的としていた。妊娠葛藤に際して苦悩する人、精神的な不調を経験する人が少なくないことは事実であるが、その本質は苦悩そのものではなく、人生に関する重要な決断にあると理解すべきである。

　私にとって今後の課題は、「障害」をどのように捉えるべきかという問題と関わっている。最近の新聞記事のなかに、新型出生前診断を受けたという読者からの次のような手紙が紹介されていた。

　　「遺伝カウンセリングではダウン症の子どもの知的・身体的特徴については説明があったが、私たち夫婦がもっとも知りたい点についてはほとんど何も情報が得られなかった。ダウン症の子どもをどうやったら育てていけるのか。保育園・幼稚園、学校はどうなるのか。成人後の住居や生活費はどうなるのか。老後はどうなるのか、といった点だ」[1]

第7章第4節で触れたように、ドイツでは妊娠葛藤相談所と病院の連携に法的根拠が据えられたことで、出生前診断をめぐる相談に関する知見が急速に集積されつつある。さしあたり私にできることは、そうした知見を咀嚼し、日本の人々にも理解できる形で再構成することである。国が違うとはいえ、そこには当事者が「最も知りたい点」が詰まっているはずである。またドイツの障害者運動の歴史などを調べることで、社会的文脈が見えてくるだろう。今後の課題としたい。

　本書を執筆するまでには、まず明治大学で社会的問題と哲学への関心に一撃を与えてくださった生方卓先生、静岡大学でヘーゲル哲学とドイツの生命倫理について教えてくださった松田純先生、一橋大学で哲学と社会思想についての博識をもって長い間指導してくださった島崎隆先生をはじめ、多くの先生方と同僚に大変お世話になった。またこの出版事情の厳しい折に、本書の重要性をご理解くださり、出版を快諾して下さった生活書院の髙橋淳様のおかげで、本書を世に出すことができる。皆様に心より感謝申し上げる。最後に、長い研究生活を支えてくれた両親と、私の心を支えているつれあいにも、ありがとうと言いたい。

1　2018年9月17日朝日新聞「新型出生前診断を考える　不安や葛藤、私の場合」（大岩ゆり）

初出一覧

第1章 「妊娠葛藤」とは何か

「『妊娠葛藤』とは何か——妊娠中絶をめぐるドイツの議論」、日本倫理学会「倫理学年報」第57集、2008年、275-289頁

第2章 「妊娠葛藤相談」について

「ドイツにおける「妊娠葛藤相談」について——義務づけられた相談をめぐる諸問題」、日本生命倫理学会「生命倫理」vol. 19、2007年、207-215頁（2007年、日本生命倫理学会若手論文奨励賞受賞）

第3章 日本における妊娠相談とその問題点 書きおろし

第4章 世界における妊娠中絶 書きおろし

第5章 代理出産 および 第6章 不妊に関わる医療と相談

「代理出産と不妊相談——ドイツにおける法と社会実践」、東京大学大学院人社会系研究科「死生学研究」15号、2011年、289-311頁

第7章 「新型出生前診断」をめぐるドイツの生命政策

「代理出産をめぐるドイツの言説——インドで代理出産を依頼した日本人とドイツ人の事例をめぐって」、日比野由利／柳原良江（編）『テクノロジーとヘルスケア——女性身体へのポリティクス』、生活書院、2011年、178-188頁

第8章 着床前診断をめぐるドイツの論争

「着床前診断をめぐるドイツの論争——2011年のドイツ倫理評議会答申を中心に」、日本生命倫理学会「生命倫理」通巻27号、2016年、63-71頁

本書のテキストデータを提供いたします

　本書をご購入いただいた方のうち、視覚障害、肢体不自由などの理由で書字へのアクセスが困難な方に本書のテキストデータを提供いたします。希望される方は、以下の方法にしたがってお申し込みください。

◎データの提供形式＝CD-R、フロッピーディスク、メールによるファイル添付（メールアドレスをお知らせください)。

◎データの提供形式・お名前・ご住所を明記した用紙、返信用封筒、下の引換券（コピー不可）および200円切手（メールによるファイル添付をご希望の場合不要）を同封のうえ弊社までお送りください。

●本書内容の複製は点訳・音訳データなど視覚障害の方のための利用に限り認めます。内容の改変や流用、転載、その他営利を目的とした利用はお断りします。

◎あて先
〒160-0008
東京都新宿区三栄町17-2 木原ビル303
生活書院編集部　テキストデータ係

【引換券】

生命をめぐる葛藤

著者略歴

小椋　宗一郎（おぐら　そういちろう）

1973 年生。2001 年静岡大学人文社会学研究科比較地域文化専攻修了、修士（文学）。2003-2005 年ドイツ、ルール大学ヘーゲル文庫（Ruhr Universität, Hegel Archiv）留学（聴講生 Gasthörer）後、一橋大学社会学研究科博士後期課程総合社会専攻修了、博士（社会学）。
2009 年より東京大学人文社会系研究科 G-COE「死生学の展開と組織化」特任研究員（2012 年 3 月まで）、2013 年東海学院大学人間関係学部心理学科准教授（2015 年 4 月より教授）。専門：生命倫理、倫理学、哲学。

［主な著書・論文］
三崎和志／小椋宗一郎（編）『生命の倫理学』、明石書店、2020 年（出版予定）
小椋宗一郎「遺伝子差別」、玉井眞理子／松田　純（編）『遺伝子と医療（シリーズ生命倫理学　第 11 巻）』、丸善、2013 年
小椋宗一郎「妊娠をめぐる葛藤——ドイツにおける妊娠中絶に関する法、社会実践と生命環境倫理」、一橋大学、2008 年（博士論文）

生命をめぐる葛藤
ドイツ生命倫理における妊娠中絶、生殖医療と出生前診断

発　行	2020 年 11 月 10 日　初版第 1 刷発行
著　者	小椋宗一郎
発行者	髙橋　淳
発行所	株式会社　生活書院
	〒 160-0008
	東京都新宿区三栄町 17-2 木原ビル 303
	T E L 03-3226-1203
	F A X 03-3226-1204
	振替 00170-0-649766
	http://www.seikatsushoin.com
印刷・製本	株式会社シナノ

Printed in Japan
2020 © Ogura Soichiro　　ISBN 978-4-86500-119-8

生活書院　出版案内
（価格には別途消費税がかかります）

アシュリー事件──メディカル・コントロールと新・優生思想の時代

児玉真美【著】　　　　　　　　　　四六判並製　264頁　　本体2300円

2004年、アメリカの6歳になる重症重複障害の女児に、両親の希望である医療介入が行われた。1、ホルモン大量投与で最終身長を制限する、2、子宮摘出で生理と生理痛を取り除く、3、初期乳房芽の摘出で乳房の生育を制限する──。

［新版］海のいる風景──重症心身障害のある子どもの親であるということ

児玉真美【著】　　　　　　　　　　四六判並製　280頁　本体1600円

ある日突然に、予備知識も心構えもなくそういう親となり、困惑や自責や不安や傷つきを抱えてオタオタとさまよいながら、「重い障害のある子どもの親である」ということと向き合いわが身に引き受けていく過程と、その中での葛藤や危ういクライシスを描き切った珠玉の一冊。待望の新版刊行！

殺す親 殺させられる親──重い障害のある人の親の立場で考える尊厳死・意思決定・地域移行

児玉真美【著】　　　　　　　　　　四六判並製　392頁　本体2300円

「私がリンゴの木を植えても植えなくても世界は明日滅びるだろう」という明確な認識を持ち、世界の救いのなさにおののくしかないからこそ、私自身が今日を生きるために、私はリンゴの木を植える──。透徹した絶望と覚悟を共有する中で、出会い、耳を傾け合い、認め合い、繋がり合うこと。抗うすべと希望を、その可能性の中に探る。

生命倫理学と障害学の対話──障害者を排除しない生命倫理へ

アリシア・ウーレット【著】安藤泰至、児玉真美【訳】　A5判並製　384頁　本体3000円

「怒りの話法」による対立のエスカレートとその背景としての両者の偏見や恐怖を双方向的に解明するとともに、その中にこそある和解、調停の萌芽を探る。障害者コミュニティからの声に謙虚に耳を傾け学び、生命倫理学コミュニティと障害者コミュニティの溝を埋めるための対話を求め続ける誠実な思想的格闘の書。

出生前診断とわたしたち——「新型出生前診断」（NIPT）が問いかけるもの

玉井真理子、渡部麻衣子【編著】　　　　四六判並製　264 頁　本体 2200 円

着床前診断が目指した〈早期化〉と母体血清マーカー検査がもくろんだ〈大衆化〉、ある意味でそれらが合体した「新型出生前診断」（NIPT）には、新しい問題と新しくもない問題が混在している。出生前診断の「現在」を知り、考えるべき問題は何かを抽出した必読の書！！

捨てられるいのち、利用されるいのち——胎児組織の研究利用と生命倫理

玉井真理子・平塚志保【編】　　　　　A5 判上製　184 頁　本体 3000 円

中絶問題と不可分の関係性にある、死亡胎児組織の研究利用。英米の議論も詳細に検討し、家族から、亡くなったら研究利用可という代諾を得るということが許されるのか等の根源的問いに立ち返って考察する。胎児の生命倫理、その問題の所在を知る最新の研究成果。

受精卵診断と出生前診断——その導入をめぐる争いの現代史

利光恵子【著】　　　　　　　　　　A5 判上製　344 頁　本体 3000 円

「流産防止」か「いのちの選別」か。日本における受精卵診断導入をめぐる論争の経緯をたどり、いかなるパワーポリティクスのもとで論争の文脈が変化し、この技術が導入されていったのかを明らかにする。今また様々な論議を呼んでいる出生前診断の論争点を提示。

生死の語り行い・1——尊厳死法案・抵抗・生命倫理学

立岩真也、有馬斉【著】　　　　　　A5 判並製　240 頁　本体 2000 円

「安楽死」を認めるのではない、あくまで「尊厳死」なのだという主張の危うさとは？またも蠢きだした「尊厳死法案」。この動きの背景・歴史・生命倫理学における肯定論、そして抵抗の論理を、賛成・反対両者の法案や声明、文献の紹介などを通して明らかにする。

（価格には別途消費税がかかります）

私的所有論 ［第2版］

立岩真也【著】　　　　　　　　　文庫判並製　976頁　本体1800円

この社会は、人の能力の差異に規定されて、受け取りと価値が決まる、そしてそれが「正しい」とされている社会である。そのことについて考えようということだ、もっと簡単に言えば、文句を言おうということだ——。立岩社会学の主著、文庫版となって待望の第2版刊行！

生の技法 ［第3版］——家と施設を出て暮らす障害者の社会学

安積純子、岡原正幸、尾中文哉、立岩真也【著】文庫判並製　672頁　本体1200円

「家」や「施設」を出て「地域」で暮らす重度全身性障害者の「自立生活」。その生のありようを描きだして、運動と理論形成に大きな影響を与え続けてきた記念碑的著作。旧版（増補改訂版）から17年を経て、待望の第3版が文庫版で刊行！！　解説＝大野更紗

出生前診断 受ける受けない誰が決めるの——遺伝相談の歴史に学ぶ

山中美智子、玉井真理子、坂井律子【編著】　　A5判並製　248頁　本体2200円

出生前診断を議論するとき金科玉条のように語られる「遺伝カウンセリングの充実」。しかし、その内容はきちんと検証されてきただろうか？検査のための手続きになってはいないだろうか？長年にわたり遺伝カウンセリングを実践し、そのあり方を模索してきた先人たちに学び、技術ばかりが進展する出生前診断とどう向き合うかを、立ち止まって考える。

死産児になる——フランスから読み解く「死にゆく胎児」と生命倫理

山本由美子【著】　　　　　　　　四六判上製　272頁　本体2800円

少なからぬ死産児は人為的に生成されている。精確にいうならば、生きているのに「死にゆく胎児」とみなされ、新生児と承認されない。こうした「死にゆく胎児」の来し方と行方を生命倫理的に検討し、現代の生命倫理学において看過されている〈死産児〉という領域——「死にゆく胎児」の存在をも明確にした——を顕在化させるとともにその重要性を明示する。